コロナ自粛の大罪

鳥集徹

宝島社新書

まえがき

「新型コロナは怖いウイルスだ」

最初は、誰もがそう思っていたのではないだろうか。私もそうだ。

一昨年（2019年）の末、中国湖北省武漢市で謎のウイルスの発生が伝えられると、病院に殺到する人々、酸素マスクを着けられた病人、病院の廊下に横たわる生死不明の人、道端で倒れていた死体の姿までがテレビやネットに流れた。

昨年2月には船内で集団感染を起こした豪華客船ダイヤモンド・プリンセス号が横浜港に停泊し、物々しい防護服を着た医療関係者や政府関係者が船内に出入りする姿が連日報道された。そのただならぬ空気に「これから日本で何が起こるのか」と身震いがした。

日本でも感染の広がりが現実となり、3月には志村けんさんの死が国民に衝撃を与えた。そして翌月、1度目の緊急事態宣言が発出された。街に人の影はまばらで、誰かとすれ違うだけで不安を感じるような重苦しい空気が社会を支配していた。

テレビの報道番組は新型コロナのニュース一色となり、朝のワイドショーではコメンテーターが連日のように「PCR検査の数を増やせ！」と叫んでいた。感染症の専門家が「今のニューヨークは2週間後の東京です。地獄になります」と言って、人びとの不安をさらに掻《か》き立てていた——。

あれから1年以上が経った。社会の空気は大きく変わりつつある。

「早くこのコロナ騒ぎが終わってほしい」

口には出さなくても、そう思っている人が多いのではないだろうか。

当然だ。あれほど恐ろしいと思っていたウイルスだが、蓋を開けてみれば昨年12月末までに新型コロナで亡くなったのは3459人だった。3月2日、国内の死亡者は累計8000人を超えたが、その8割近くが70歳以上の高齢者だ。20歳代の死者は3人で、19歳以下の死亡者は一人もいない（数字は東洋経済オンライン「新型コロナウイルス国内感染の状況」に基づく)。

もちろん、一人ひとりの死は重い。だが、インフルエンザでも例年3000〜4000人が亡くなり、関連死も含めると1万人に及ぶとされている。だからといって、政府から夜遅くまで飲むなとか、旅行をするなと強要されることはない。

それなのになぜ、2度目の緊急事態宣言を出さねばならなかったのか。

しかも、宣言発出の当日をピークにPCR陽性者が減っていったのに、1都2府7県は宣言が1カ月延長となった(2021年1月8日から3月7日まで。6府県は2月28日に解除)。「都内の陽性者が週平均500人以下になれば解除」とされていたはずが、東京都知事や医師会、感染症の専門家に至っては、「解除目安をもっと下げるべきだ」とまで言い出した。

一方で、飲食店の時短営業や観光業の壊滅で生活困難になる人や、経済的に追い詰められて自殺する人が増えている。大人だけでなく、昨年は小中高生の自殺も増えた。高い授業料を払ったのに、いまだにキャンパスライフを謳歌《おうか》できていない大学生も多い。高齢者ではコロナの恐怖で家にひきこもったり、具合が悪いのに受診を控えたりしたために、かえって健康を害する人が増えているとも指摘されている。
行きすぎた「コロナ自粛」には、大きな「副作用」が伴うのだ。

感染したら10％や50％死ぬというウイルスであれば、こうした副作用も許容しなくてはならないだろう。だが、昨年の新型コロナの致死率は、陽性者ベースで約1・6％、人口をベースにすればおよそ0・003％（36万人に1人）にすぎない。子どもや若者に至っては、ほとんど死亡リスクはないと言っていい。それなのに、ここまで人びとの健康や自由、尊厳、文化を損なう対策を押し付ける必要がどこにあるのか。

多くの人々を不幸に追いやる政策は、いい加減やめてもらいたい。
そこで、著作、ツイッター、ブログ、ネットメディア、テレビなどで、過剰な自粛に対して積極的に警鐘を鳴らしてきた7人の医師たちに緊急インタビューを行った。ぜひ、この人たちの話に耳を傾けてほしいのだ。

7人には意見の相違もある。コロナを「風邪」とみるべきか否か。高齢者を隔離すべきか否か。ワクチンを打つべきか否か――。

しかし、もうバカげたコロナ騒ぎは終わらせるべきであり、過度な自粛要請を繰り返すべきではないという認識では全員が一致している。このままでは、国民や国家に取り返しのつかない甚大な被害をもたらすことが目に見えているからだ。

しかし、国や都道府県の政策に多大な影響を与えている政府の新型コロナウイルス感染症対策分科会（以下、コロナ分科会）や日本医師会、東京都医師会、一部の感染症専門医たちは新型コロナに対して、いまだに当初の認識を変えようとせず、「医療崩壊を防ぐため」と言って、国民への過剰な自粛要請をやめようとしない。

そして、より問題なのがテレビや新聞などの主要メディアだ。冬のピークが終わってPCR陽性者が減っても、「感染者数が下げ止まっている」「コロナの後遺症で苦しむ人が増えている」などと報じて、いまだにコロナの不安を煽《あお》っている。本書で取り上げた7人の医師だけでなく、過剰な自粛をやめるよう求める医師や識者は多いのに、そうした異論を取り上げることがほとんどない。

ワクチンをめぐる報道にもおかしな点がある。短期的な副反応だけが問題なのではなく、たった1年足らずで開発されたものだけに、長期的な安全性はまったく不明だ。にもかかわらず、そうした問題点をほとんど無視して、接種を後押しする報道ばかり行っている。そもそも感染者・死亡者が少ない日本において本当にワクチンが必要なのかどうかさえ、テレビで議論されることがない。

コロナを抑え込んでから経済を再開すべきとする考えや、ワクチンを積極的に推進すべきとする意見があってもいい。だが、それらに反対する意見を意図的に隠しているとしたら、それはメディアが積極的に全体主義に加担しているのと同じではないか。私には「進め一億火の玉だ」「欲しがりません、勝つまでは」と叫んでいた、あの大政翼賛会の時代と変わらないようにみえるのだ。

どうしてこれほど、コロナ分科会や医師会、専門家、メディアは頑《かたくな》なのか。その理由は、当初の主張や態度を変えると自分たちの過ちを認めることになり、コロナ自粛によって被った損害の責任を問われかねないからではないか。また、菅義偉政権や小池百合子都知事が、東京オリンピック・パラリンピックの開催実現のために、コロナ感染者の抑制やワクチン接種をゴリ押ししているのは間違いない。


だが、論語にこんな言葉がある。

「過ちては則《すなわ》ち改むるに憚《はばか》ること勿《なか》れ」

君子たるもの、間違っていたら、ためらわずに改めるべき、という意味だ。

コロナに対する態度を改めるなら、今が絶好のチャンスだ。この機を逃してまだ過度な自粛を求め続けるとしたら、その罪は大きい。自分たちの体面を保つために、何の罪もない飲食店や観光業などの人たちを追い詰め、未来ある若者や子どもたちにツケを回すのは、もうやめてもらいたい。

当たり前の日常を取り戻すにはどうすればいいのか、7人の医師のインタビューを読めば、答えはおのずと導き出せる。コロナ禍は人災である。一刻も早く、このバカげた騒ぎが終わることを願っている。

2021年3月

鳥集　徹

目次

まえがき　3

第1章　「病床数世界一」でなぜ医療崩壊が起きるのか　15
森田洋之（医師／南日本ヘルスリサーチラボ代表）

2回目の「非常事態宣言」は必要なかった／なぜ日本では欧米より死亡率が低いのか／死亡者が一番多いのは1月／「マスクと消毒」の思わぬ副作用／世界の医療はコロナに機動的に対応／医師会はＩＣＵ病床数を正しく把握しているのか／日本の医療が「専門分化」しすぎた弊害／〝2類の呪縛〟が解けない開業医、一般病院／〝コロナ全集中〟分科会の視野狭窄／自粛の「副作用」については目をつぶる／人間の健康に一番影響があるのは「孤独」

第2章 「コロナ死」だけを特別視するのはもうやめろ 萬田緑平（緩和ケア萬田診療所院長） 53

20歳未満の死亡者はゼロ／「コロナは怖い」と煽って得するのは誰だ／「ゼロコロナ」という幻想／「死の現場」を知らない専門家たちの傲慢／99％以上の医者がＰＣＲ検査の意味をわかっていない／死にそうな人が亡くなっているだけ／子どもたちの将来を誰も考えていない／医者たちの言うことをそのまま聞くべきではない／ただの風邪なんだから、どんどん感染したほうがいい

第3章 5類感染症に指定すればコロナ騒動は終わる 長尾和宏（長尾クリニック院長） 89

「時短営業」の無意味――尼崎では昼飲みする人が増えただけ／保健所が機能崩壊／医者にとって保健所は「警察」／「ＰＣＲ検査」原理主義の弊害／コロナ禍の９割は情報災害／過剰な自粛が老人たちの寿命を縮める／ワイドショーは見るな、歌番組を見ろ／

政府も分科会も国民全体のことを考えていない／「コロナは高齢者問題」となぜ誰も言わないのか／コロナワクチンは高齢者だけに打つもの／感染した医療従事者を感染症病棟に

第4章 長引く自粛生活が高齢者の健康寿命を縮める

和田秀樹（精神科医）

「権威主義」「過度な専門分化」――医学界の体質が露呈／ステイホームで要介護者「激増」の可能性／高齢者の運転免許「返納」に潜む大問題／コロナがあぶり出した終末期医療の矛盾／医療逼迫が起きたのは「命の選別」をやめたから／自殺、うつ病、アルコール依存症／ないがしろにされるコロナ禍での「心の対策」／「インフルエンザ並みじゃん」とは思う／「同調圧力」と「親方日の丸」／疑うことを知らない日本人／日本に「法の支配」なんてない／「感染者数」で騒いでいる限り終息宣言は永久にできない／このままでは本当の危機を迎える／テレビメディアの罪と罰／統計数字に基づいた政策を

第5章 〝未知のワクチン〟を打つほどのウイルスなのか 181
本間真二郎（小児科医／七合診療所所長）
検査数が減れば陽性者数も減る／データは解析次第でどうにでもなる／感染症対策で重要なのは「内側の軸」／免疫力が上がる「自然な生活」とは正反対／自粛生活による一番の被害者は子どもたち／あらゆる感染症が激減しているという「怖さ」／「専門家」に丸投げの政府／「遺伝子ワクチン」とは一体どんなものなのか？／医学界でワクチン批判がタブーな理由／ワクチン接種に反対の論文を書いた医師が免許取り消し／ワクチンの有効性も疑問／懸念されるワクチンによる「分断」や「差別」／自分がどのように生き、どのように死ぬのか、自主的に決められる社会に

第6章 ほとんどの日本人の身体は「風邪対応」で処理 225
高橋 泰（国際医療福祉大学大学院教授）
感染しても多くの人が「無症状」か「軽い症状」／ローリスク・グループとハイリスク・グループ／ハイリスク・グループを集中的にガード／ローリスクの人はワクチンを打つ必要はない

／国民の4分の3がコロナウイルスに曝露／キャンパスライフが奪われた大学生／「社の方針」で取材内容がボツに／「ゼロコロナ」はあり得ない／なぜアジアでは感染率も死亡率も低いのか／日本の死亡率は欧米から見れば成功レベル

第7章　国民は頑張っている。厚労省と医師会はもっと努力を　261
木村盛世（医師／作家／元厚生労働省医系技官）
厚労省はＩＣＵの逼迫を予期できていた／コロナ対策の責任者は厚労省「医務技監」／お金の保障があれば民間病院も動く／〝医療崩壊〟は日本医師会の責任／〝票田〟の高齢者には何も言えない政治家／「失われた10年」が始まる／誰も責任を取らないようになっている／「国防」としてのワクチン対策／東京五輪とワクチン／安心してコロナにかかれる社会／知識の蓄積に応じ、柔軟に対策を変えていくのが「危機管理」

あとがき　301

第1章

「病床数世界一」でなぜ医療崩壊が起きるのか

森田洋之（医師／南日本ヘルスリサーチラボ代表）

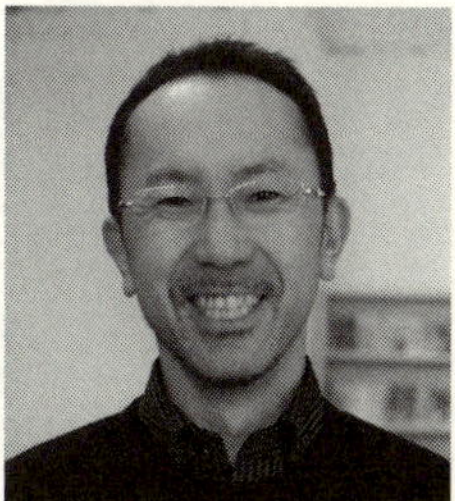

『文藝春秋』2021年2月号に発表した森田洋之医師の論考「医療資源世界一 日本だけなぜ医療崩壊が起きる」は大きな話題となり、『朝日新聞』の天声人語にも取り上げられた。世界一の病床数を持つ一方で、コロナ陽性者・重症者は欧米に比べ数十分の一にすぎないのに、なぜ容易に医療が逼迫《ひっぱく》してしまうのか。そこには「縦の機動性」も「横の機動性」も発揮できない、日本の医療が以前から抱える制度的な問題があると森田医師は指摘する。

2回目の「非常事態宣言」は必要なかった

鳥集　今年（2021年）1月7日、1都3県に2回目の緊急事態宣言が発出されました。これについて森田先生はどう感じましたか。

森田　まぁ、仕方がないですね。

鳥集　仕方がないというのは、寒くなってきて陽性者が増え、医療崩壊が叫ばれた現状では、やらざるを得なかったということですか。

森田　いや、医療崩壊に関しては後で話すように、僕は完全に医療側の問題だと思っています。緊急事態宣言を出す前に、医療側としてやるべきことがあるはずです。しかし、感染拡大を不安視する社会の空気的には、政府はそういう判断をせざるを得ないのかなという気がするだけで、本当に必要だったかどうかは、微妙だなと思っています。

鳥集　森田先生は、出さなくてもよかったのではないかと思っているわけですね。

森田　はい、なぜそう思うかというと、各国のロックダウンの効果を測定した論文がいくつも出ているのですが、そのなかで僕が現時点で一番信頼がおけると思う研究論文[*1]を見ると、日本はロックダウンをしても、ほとんど効果がないだろうと考え

＊1　一番信頼がおけると思う研究論文……Gil Loewenthal et al.,COVID - 19 pandemic - related lockdown: response time is more important than its strictness, EMBO Mol Med. 2020 Nov 6;12(11):e13171.

られるからです。

この研究は、スマートフォンのモバイルデータを利用して、各国国民の行動の減少と新型コロナウイルスの死亡率の関係を分析したものです。より詳しく言うと、新型コロナウイルスの死亡者が10人出た時点を基点として、そこから人々の行動が8割減った日数を横軸に取り、コロナの死亡率を縦軸に取っています。

このグラフ（19ページ）を見ると、死亡者が10人に達するよりも早くロックダウンをした国ほど死亡率が低く、ロックダウンが遅かった国ほど死亡率が高いことが一目瞭然です。

鳥集　本当ですね。きれいに一直線上に沿って並んでいます。

森田　左下にSouth Korea（韓国）って書いてありますよね。それから、Slovakia（スロバキア）もあります。この2つの国は、コロナで10人死亡する1カ月以上も前に、国民の移動の制限を始めたんです。

鳥集　なるほど、それでコロナの死亡者が低く抑えられた。

森田　一方、一番右上がUnited States（アメリカ合衆国）です。米国は、死亡者が

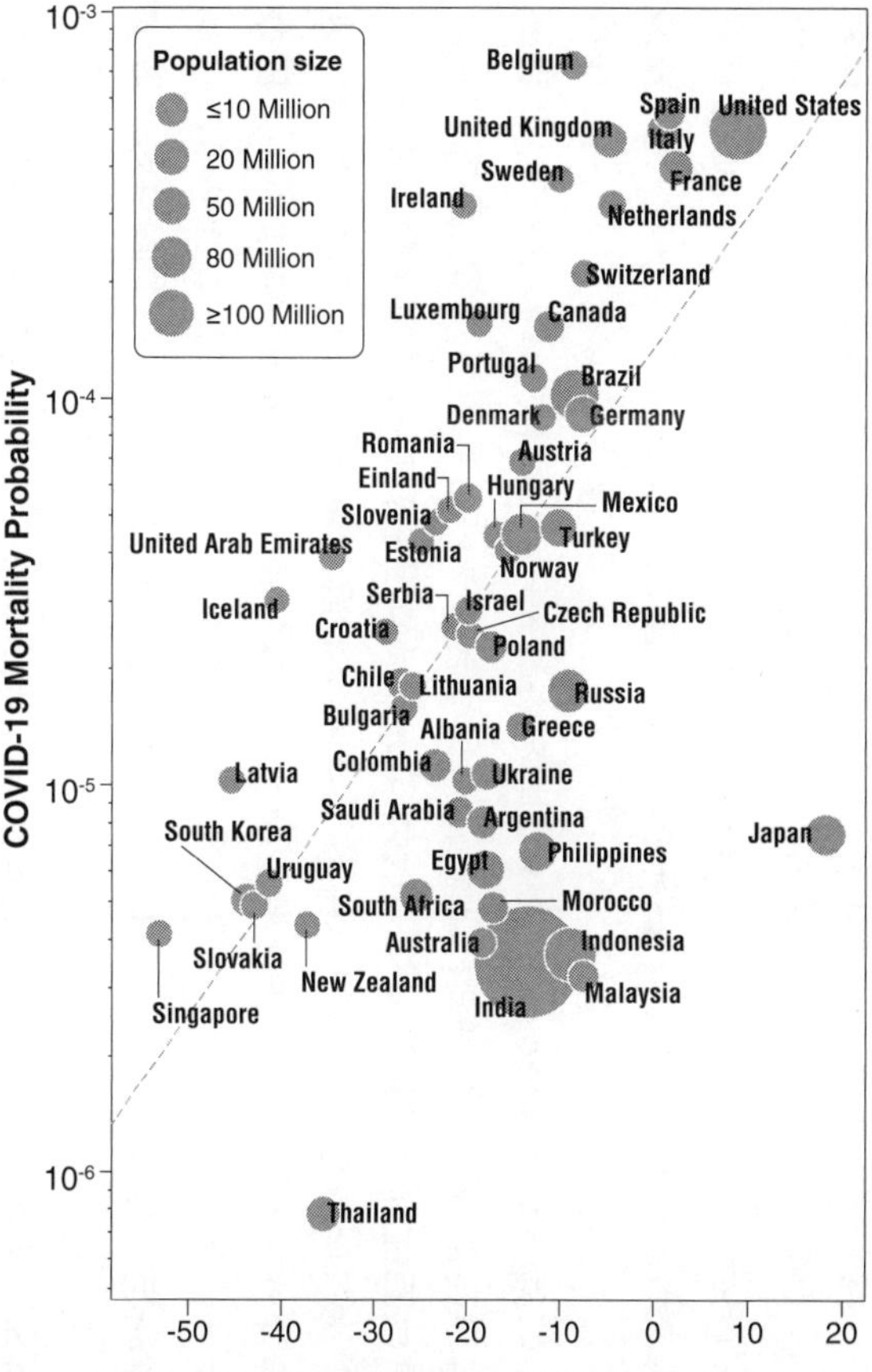

国民の行動減少と新型コロナウイルスによる死亡率の関係

出典：Gil Loewenthal et al.,COVID - 19 pandemic - related lockdown: response time is more important than its strictness, EMBO Mol Med. 2020 Nov 6;12(11):e13171. より

10人を超えても国民の移動制限をせず、対応が遅かった。その結果、死亡者が増えた。

鳥集　要するに、ロックダウンは早ければ早いほど、死亡率は低く抑えられるということですね。

森田　そういうことです。非常にはっきりと相関が出ているので、これはエビデンス（科学的証拠）としてかなり強いと思うんです。ただ面白いことに、行動制限が始まった日数と死亡率とは相関しているけれど、政府の政策とは相関していないと論文は結論づけている。つまり日本でいえば、国民が移動制限すれば効果が出るかもしれないが、それを期待して緊急事態宣言を出しても、あまり意味はないということです。

鳥集　あくまで、国民自身が行動することが大事ということなんでしょう。でも、ちょっと待ってください。グラフを見直すと、日本はこの直線からすごく外れて、右下にあります。日本だけが特殊なんでしょうか。

森田　そうなんです。不思議ですよね。私もどうしてだろうと思って、自分でグラ

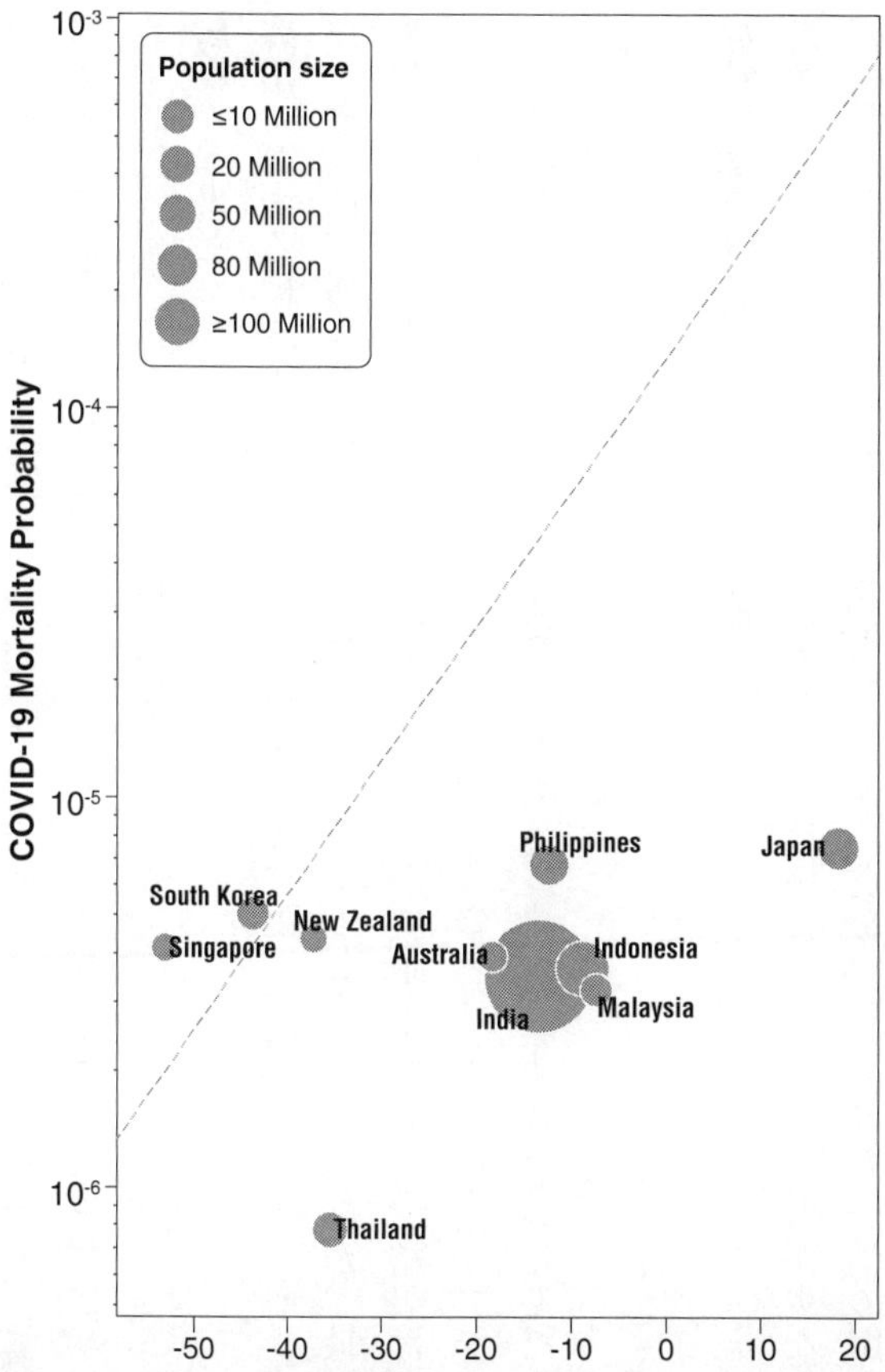

アジア・オセアニア地域における国民の行動減少と新型コロナウイルスによる死亡率の関係

出典：Gil Loewenthal et al.,COVID - 19 pandemic - related lockdown: response time is more important than its strictness, EMBO Mol Med. 2020 Nov 6;12(11):e13171.から森田医師が改変

フを改変して分析してみました。21ページのグラフを見てください。これはアジア・オセアニアの国々だけをピックアップしたものです。そうすると、アジア・オセアニアの国々は、グラフが水平に一直線に並ぶんです。

鳥集　本当だ。

森田　要するに、アジア・オセアニアの国々にとっては、ロックダウンが早かったかどうかは、あまり関係がないということです。とくに日本なんか、世界で一番移動制限が遅れたのに、死亡率が低い。早く自粛要請を出しても、結果はあまり変わらない可能性があるということです。こういうのを見ると、やはりアジア・オセアニア地域というのは、おそらくなんらかの免疫機能で守られているんだろうと思うんです。

なぜ日本では欧米より死亡率が低いのか

鳥集　なぜ日本を含むアジア・オセアニア地域ではコロナ感染者が少ないのか。その解明できていない要素のことを、ノーベル賞を受賞した京都大学の山中伸弥教授は「ファクターX」と名づけました。このファクターXについては免疫的な要素の他に、「欧米人にはネアンデルタール人から継承された遺伝子があるから」とか「日本人は欧米人に比べ清潔好きな国民性だから」など、いろいろ言われてきましたが、どうなんでしょうか。

森田　遺伝的要因はたぶん違うと思います。

鳥集　確かに、欧米に住んでいるアジア系の人たちの死亡率は、欧米系の人たちと変わらないそうですね。

森田　そうです。アメリカなんかでもアジア系の人のほうが若干死亡率は低いんですが、何十倍も死亡率に差がついているわけではありません。一方、オーストラリアとかニュージーランドなんかは欧米系の人が多いですが、死亡率が非常に低い。それに、日本人が清潔好きだからとか、家に入るのに靴を脱ぐからとか言う人もいますが、それが東アジアとかオセアニア全域に共通しているのかというと、全然そうでもないですよね。

鳥集　他にも、ヨーロッパと東アジアではウイルスの型が違うとか。

森田　型はすべて共通です。日本でも欧米型の株は、すべて確認されています。

鳥集　日本のように結核予防の目的で行われるＢＣＧの接種[*2]を継続している国で死亡率が低いという指摘もあります。

森田　そうですね。ＢＣＧはあるかもしれません。また、アジアやオセアニアでは新型コロナが流行る前に、似たタイプのコロナウイルスが流行っていて、その免疫が新型コロナにも効いているという「交差免疫説[*3]」があります。ファクターＸとしては、その2つぐらいしか残らないのではないかと思います。

鳥集　いずれにせよ、日本を含むアジア・オセアニアの国々は、すでに新型コロナから免疫で守られている可能性が高い。したがって、2度目の緊急事態宣言が出たけれど、政策としていい選択だったと言えるかどうかはわからないということですね。

森田　そうです。でも、国民の不安を考えると、出さずにはいられなかったでしょうから、仕方がないですね。ただ、普通に考えればコロナは冬の感染症なので、1月中旬から2月頭ぐらいがピークになるだろうことは、容易に予想できました。

死亡者が一番多いのは1月

鳥集　そうですね。森田先生もツイートされていたと思いますが、グーグルのＡＩでも、1月から2月がピークになって、そのあと感染者が減ってくると予測していました。

森田　はい、「実効再生産数[*4]」も1月17日ごろから1を切っています。

鳥集　森田先生はよく、感染症はワーッと増えて、サーッと引いていくものだと指

＊2　ＢＣＧ接種……結核予防として行われるＢＣＧ接種を継続している国は、中止した国と比べて新型コロナの感染率・死亡率が低いという指摘が相次ぎ、医学研究や臨床試験が行われた。否定的な結果も多いが、ＢＣＧが自然免疫を高めているのではないかとみる研究者も多い。

＊3　交差免疫説……ある細菌やウイルスなどに免疫があると、それと似た構造の細菌やウイルスにも免疫が働くという仮説。新型コロナの陽性者、死亡者が少ないアジア・オセアニアでは、この交差免疫が働いていると考える識者が多い。

＊4　実効再生産数……一人の感染者が何人に感染させるかを推計した指数。1を超えると感染者が増え、1を切ると減るとされている。

摘していますす。ピークを越えて感染者数が自然に下がったのだとしても、「緊急事態宣言の成果だ」って言えるから、政府や自粛論者は得ですよね。

森田　はい、そうですね。あともう一つ言えるのは、感染者数が増えたので、コロナ死亡者数も増えるでしょうけど、これぐらいの勢いであれば、たぶん例年の冬の全体の死亡者数とそんなに変わらない数字になるのではないかと思うんです。なぜなら、日本人は毎年約１２０万か１３０万人亡くなっているのですが、月別にすると一番少ないのが6月で、だいたい10万人なんです。

一方、一番多いのが1月で14万人。つまり、冬になると死者が４万人増えるわけです。この数字を考えると、新型コロナで毎日数十人亡くなったとしても、この４万人増加の範囲内に収まる可能性のほうが高いのではないかと思うんです。

鳥集　そうだったとしたら、「超過死亡」[*5]が出ないということもあり得ますね。

森田　はい、あり得ます。ただ、一つ注意しなくてはいけないのは、日本の死亡者数は毎年2万～3万人ずつくらい増えている。

鳥集　高齢化の影響でしょうか。

森田　そうです。ところが、昨年は逆に減っているんです。もしかしたら夏の間に自粛のおかげで命を長らえていた虚弱な高齢者の方々が、冬になって相次いで亡くなって、死亡者が増えるという予測も成り立ちます。

鳥集　いずれにせよ、毎年の死亡者数の統計を踏まえて考えた場合には、例年の冬の死亡者数を大きく超えることはないと言えそうですね。

森田　はい。たぶんそうなるでしょう。

鳥集　昨年1年間のコロナ死亡者数は3459人でした。それが、今年1月だけで2200人以上亡くなりました。この事実だけ見ると、この冬にものすごい勢いで死亡者が増えたように思えます。しかし、例年、6月に比べると1月は4万人以上死亡者数が増えるわけですから、全体で見るとコロナはごくわずかしか、死亡者数の増加に寄与していないことになります。

＊5　超過死亡……例年の統計から予測した数字より死亡者が増えること。インフルエンザなど感染症が流行すると超過死亡が出るとされる。

森田　おそらく、アメリカやイギリスなど欧米では、超過死亡が出ると思うんです。でも、日本は欧米のレベルまではいかない。日本も「感染爆発」って大騒ぎしていますが、たとえ今のペースで増えたとしても、そこまでにはならないと思います。

鳥集　アメリカではこの冬、一日の陽性者数が20万人を超えた日もありました。一方日本では、東京で2000人、全国で5000人を超えただけで大騒ぎです。もし1万人を超えるようなことがあったら、一般の人たちはパニックを起こすかもしれません。しかし、冷静に数字を見れば、毎年インフルエンザで亡くなる人の数と大きく変わるわけではありません。それに、毎年10万人以上が亡くなる一般的な肺炎と比べると、コロナの死亡者数は圧倒的に少ないことになります。

森田　そうですね。逆にこの冬はインフルエンザの患者さんが全然出ていませんので、その分、死亡者数は減る可能性もあります。

「マスクと消毒」の思わぬ副作用

鳥集　それも不思議ですよね。みんなが店の入口でアルコール消毒をするとか、マスクを着けているという効果でインフルエンザが激減したのなら、本当はインフルエンザワクチンなんか要らないのではないかと思ってしまいます。

森田　そうかもしれないですね。僕はインフルエンザが減った理由は2つあるのではないかと考えています。一つは、みんなが今のような感染予防を徹底しているから。そのためインフルエンザだけでなく、他の風邪や感染症も全部抑えられている。

ただ、それでもコロナだけが抑えられていないという事実があります。それを踏まえると、もう一つの理由としては、やはり「ウイルス干渉[*6]」が起こっている可能性が考えられる。今はコロナの勢いが強いから、コロナに占拠された細胞には、インフルエンザウイルスは感染することができない。手の消毒以上に、インフルエンザが縄張り争いで負けているほうが強いのではないかと僕は思っています。あまり研究がされていないので、想像の範囲にすぎませんが。

＊6　ウイルス干渉……一つのウイルスが大流行していると、他のウイルスが感染しづらくなるという現象。

鳥集　ウイルス干渉のことも、よく言われていますね。

森田　いずれにせよ、インフルエンザや他の感染症が減っていることは、近視眼的にはいいことなんですが、じゃあ、消毒やマスクを徹底する生活を10年続けますかと言われたら、僕は違うんじゃないかと思うんです。なぜなら、子どもは細菌やウイルスにさらされることで免疫力をつけていくものなのに、生まれてから10年間、ずっと無菌室で育った子どもって、ものすごく免疫力が弱ってしまうというか、免疫機能が満足に育たない。それなのに、医者が「これからは新しい生活様式が当たり前なんだ」って、堂々と言うのはおかしいと僕は思います。

鳥集　そうですね。私も素人ながら、アトピーなど重いアレルギーを抱える人が増えるのではないかと心配しています。

「衛生仮説」というのがありますよね。赤ちゃんはいろんなものを触って、食べ物だけでなくダニの死骸やホコリなども含めて口から入れることで、腸にいる免疫細胞が「これは食べ物だから大丈夫」「これはいらないけど悪さをしない」と学習して、過剰な免疫の反応を抑える仕組みができると聞きました。

しかし、赤ちゃんを清潔にしすぎて、バリアを壊された肌から食べ物のカスやホコリなどが入ってくると、免疫細胞が「これは悪いものだ」と認識して、攻撃するようになる。それが、アレルギーが増えている一因だと聞いたことがあります。

森田　可能性はありますね。ただ、それも想像の範囲というか推論の話です。そもそも今の医学がすべてを解明しているなどと思うのは幻想にすぎません。これほど人間の生活をガラッと変えてしまって、それがどんなリスクを孕《はら》んでいるかなんて、誰にもわからないんです。

鳥集　本当にそうですね。感染予防のために消毒やマスクを徹底し続けることを、何の疑問もなく正しいと思い込むのは、あまりに短絡的だと僕も思います。

ところで、森田先生は第三波が襲い、医療崩壊が騒がれる前から、日本の医療が抱える問題をいち早く指摘されてきました。日本は人口当たりで世界一の病床数です。また、コロナの陽性者数も、欧米各国に比べると数十分の一にすぎません。それなのになぜ、全国の重症者が1000人を超えたくらいで医療が逼迫してしまうのか。

世界の医療はコロナに機動的に対応

森田　それは日本の医療が機動性に欠けるからです。一般病床を感染の増減に応じて、「柔軟にICU（集中治療室）やHCU（高度治療室）に転換するのが「縦の機動性」。そして、他科や他施設の医師・看護師をコロナ病棟に派遣したり、医療がまだ余裕のある他地域に患者を移送したりするのが「横の機動性」。

欧米の国々では、こうしたことを柔軟にやっているのです。にもかかわらず、なぜ日本ではできないのか。その大きな要因の一つとして、日本の医療機関は民間が8割で、公的医療機関が2割しかないために、政府・厚労省の指揮命令系統が及びにくいことが挙げられます。

また、医療を競争原理に任せて運営してきたために、医療機関同士がライバルになってしまっている。平時では、それが医療の質やサービス向上につながるけれど、有事になると上手に連携がとれない。そうしたことを放置してきたツケが、コロナ禍になって回ってきたのだと思うのです。

鳥集　コロナ感染者や重症者に対応するために、民間病院なども協力して、機動的に医療体制を変えていくべきだという指摘は、森田先生だけでなく、多くの識者が提言しています。ところが日本医師会をはじめとする医療側からは「そんな簡単にはできないのだ」という声が聞こえてきます。

たとえば、「院内感染が起こり、クラスターが発生すると、病院を閉鎖せざるを得ず、経営が立ち行かなくなる」とか、「病院数が世界一といっても日本は小さな病院が多く、人手が足りない」とか、「コロナの重症者を診たことがない病院が引き受けると、かえって悪い結果になる」とか。こういう話を聞いて、森田先生はどうお感じになりますか。

森田　それには、2つ論点があると思います。まず、「できない」と言うんですが、できている国がたくさんあるわけですから、そこを見習って、どうすればできるのかを考えるのが当たり前ではないでしょうか。コロナに機動的に対応できなくて、世界中が困っているというなら話は別です。しかし、多くの国は臨機応変に対応して、機動的に動けています。

鳥集　森田先生がよく例に挙げておられるのが、スウェーデンですね。

森田　はい。どうしてスウェーデンを例にしているかというと、突出して優れているわけではないんですが、一般病棟をコロナ用に転換した数などが、きちんとデータとして出ているからです。たぶんドイツでもアメリカでもイギリスでも、それなりに対応していると思いますよ。

スウェーデンで外科医として働き、ツイッターで発信している宮川絢子《みやかわあやこ》先生に聞くと、彼女が働くカロリンスカ大学病院では感染のピーク時には外科病棟がすべてコロナ病床に転換され、全体でも半数くらいがコロナ病棟になったそうです。そのため、通常のオペ（手術）はすべて延期となった。

もちろん、外科病棟には感染症の専門家なんていません。じゃあ、どうしているかというと、感染症専門医が毎日1回まわってきて、何をすべきか指示してくれる。コロナの重症患者でも、よほどのことがない限り、それぐらいで対応できるんです。

鳥集　実は、がん研有明病院でもコロナ患者を十数名受け入れていて、がん専門医がローテーションを組んで担当しているそうです。最初はどうすればいいかわからなかったけど、毎朝のカンファレンスで感染症や呼吸器の専門医の指示を受けながら対応している。その指示を聞いていると、対応の仕方が徐々にわかってきたと、取材させてもらった副院長の大野真司先生（同院副院長兼乳腺センター長）は話していました。

つまり、コロナの重症患者はがん専門医でも対応できるということです。ただ、がんの患者さんなどは、手術が延期されたら、すごく心配になるでしょう。

医師会はICU病床数を正しく把握しているのか

森田　実は、スウェーデンでは、それも統計を取っていて、ネットでグラフを見ることができるんです。それを見ると、待機手術という、急がなくても命に別条がない手術は、コロナの感染拡大とともに急激に減っています。しかし、緊急性を要する手術は延期していないことがわかります。
感染症というのは波があって、ドーッと増えたかと思うと、ピークを迎えた後、サーッと引いていく。スウェーデンでは、それに合わせて一般病床を一気にコロナ用の病床に転換し、波が引いたらすぐに元に戻している。なので、延期していた待機手術もすぐに数が復活するんです。

これはすごく大事なことで、日本ってなぜか、一度つくったものは維持しようとしますよね。コロナ用のICUをつくったら、今度はそのまんまにしている。でも、感染症は波があるんだから、臨機応変に変えて、対応していくことがとても大事です。

それから、もう一つの論点として、上に立つ人たちが、きちんと数字を把握していないことです。たとえば、日本医師会の中川俊男会長は2021年1月14日の定例記者会見で、新型コロナ向けの病床を大幅に増やせない理由として、民間病院は公的病院に比べてICU等の設置数が少なく、専門の医療従事者がいないことなどを挙げています。確かに、人口当たりの医師や看護師は多くないですが、日本は諸外国と比べてもICU病床は少なくないんです。

鳥集　そうですね。私もOECD（経済開発協力機構）のサイトなどで各国比較のデータを見たことがあります。

森田　ええ、日本はICUしか統計に入れていません。でも、他国はHCUも救急

	病床数	人口1000人当たり病床数	人口10万人当たりICU等病床数
日本	1,641,407	13.0	13.5
ドイツ	661,448	8.0	29.2
イタリア	189,753	3.1	12.5
フランス	395,670	5.9	11.6
イギリス	163,873	2.5	6.6
アメリカ	931,203	2.9	34.7

病床数の国際比較

出典：OECD、厚生労働省

病床も入れて統計を出している。日本も救急病床とかHCUを入れれば、そんなに少ないわけではない。

　また、日本は病床数は多いけど、慢性期病床とか精神科病床が多いといわれるんですが、これも嘘です。急性期病床だけで比較しても日本は多いんです。いずれにせよ、感染者数、死亡者数は何十倍も差があるわけですから、やれないじゃなくて、やらなきゃいけないんですよ、本当は。

日本の医療が「専門分化」しすぎた弊害

鳥集　どうして、やれないって言ってしまうんでしょうか。

森田　医療業界は、「自分たちは頑張っている」

と言いたいんです。ツイッターを見ていても、「うちの病棟は満床だ」「コロナ病棟は大変だ」と訴えるツイートを、たくさんの人がリツイートしています。しかし、医療従事者みんながコロナ病床で働いているかというと、まったくそうではありません。コロナ病棟の最前線で働き続け、大変な思いをしている看護師さんや医師の方々には敬意を表しますが、そもそもコロナ用として全病床の数パーセントしか使っていないわけですから、一部の医療従事者に負担が集中するのは当たり前なんです。

鳥集　たとえば、森田先生のいる鹿児島で感染爆発が起こって、地元の開業医の方々で輪番制を組んでコロナ病棟を手伝いに行くことになったら、森田先生も協力しますか。

森田　もちろんです。そういう取り組みも、あっていいと思います。

鳥集　人工呼吸器の操作や感染管理に慣れていない医師が多いという話もよく聞きますが、そうなのでしょうか。

森田　確かにそのとおりなのですが、だからといってまったくできないかというと、それもまたおかしな話です。僕なんかでも、病院勤務時代は何の問題もなく人工呼吸器を操作していました。もう10年くらいそうした現場からは離れていますから、アップデートはしなくてはいけませんが、たぶん2～3日学べばできるようになると思います。

鳥集　しかし、他科の医師や民間病院、開業医まで総動員して、コロナを診ようという声が、なかなか聞こえてきません。

森田　専門分化しすぎている弊害もかなりありますね。２００４年に臨床研修制度が改定され、医学部卒業後2年間は、すべての科を回って、ジェネラリストを育てようということになりました。それで少しはよくなったかなと思っていたのですが、2年間の研修が終わったら、98％が専門医コースに進むのが現実です。私のような総合診療医になる専門医の制度もできましたが、選択してくれる研修医は2％くらいしかいません。

鳥集　総合診療医の人たちは、感染症を診るのは当然という意識はあるんですか。

森田　もちろんです。だって、受診される患者さんの発熱って、多くが感染症ですからね。感染症を診ないという総合診療医は、あり得ないです。

鳥集　一方で外科や他科の医師は、自分はコロナを診ることはできない、あるいは自分には関係がないと思ってしまうのでしょうか。

森田　そうですね。まあ、外科の先生でも、普通の風邪ぐらいは診ている先生のほうが多いとは思いますけど、自信をもってやれているのかというと、ちょっと引き気味な感じにはなってしまうでしょうね。

“2類の呪縛”が解けない開業医、一般病院

鳥集　医師のなかには、結核やSARS（重症急性呼吸器症候群）並みの扱いとなる2類相当の指定感染症[*7]から外して、季節性のインフルエンザ並みの5類とし、一般病院や開業医でも診られるようにしたらいいと主張している方々もいます。森田先生も同じ考えですか。

森田　僕も結論としては一緒です。もうそろそろ、インフルエンザのように一般の病院や開業医でも診られるようにしないと、一部の医療機関だけに負担がかかりす

ぎてしまう。その一部に集中しているがゆえの疲弊を、医療業界全体の疲弊であるかのように言っているのが間違いなんです。ただ、僕は2類から5類へというのは、そんなにこだわっていません。

鳥集　なぜですか？

森田　指定感染症にしておけば、国から補助金が出るので感染症病床を整備しやすくなるからです。それに指定感染症であったとしても、一般病院や開業医でコロナを診てはいけないという規定はない。実際、私がいた北海道なんかでも、クラスターが起きた施設では、そのまま患者を施設で治療して、看取ることもしています。

鳥集　ということは、本当は一般病院や開業医、施設でだって診ることができるけ

＊7　2類相当の指定感染症……新型コロナウイルス感染症は2020年2月に「指定感染症」に指定され、結核やSARS、MERSなど2類感染症相当とする措置がとられてきた。しかし、感染症法の一部改正にともない、法的位置づけが指定感染症から「新型インフルエンザ等感染症」に変更され、今年2021年2月13日から施行された。指定感染症と変わらず、外出自粛要請、入院勧告、無症状者への適用などの措置が可能。

ど、2類相当というSARSレベルの扱いが、みんなの意識を縛っているということですか。

森田　そうです。ちなみに、私が今いる鹿児島では一般の診療所で発熱外来を開設し、そこでPCR検査も行っています。こんなふうにできている地域もあるのに、2類だからといって厳格に運用して、保健所や感染症指定病院だけで回してしまうと、大変なことになる。

鳥集　大都市では神奈川県のように、コロナ陽性者が多すぎて保健所が追いつかないので、高齢者や医療機関、家族などを除いて、感染経路の特定や濃厚接触者の追跡をやめる地域も出てきましたね。

森田　そうなんです。2類から5類に簡単に変えられるんだったらいいんですよ。でも、それを変えるのに反対する勢力もあって、政府は多大なエネルギーを割く必要があるでしょう。だったら2類のままにして、さらっと運用を変えてしまうほうが、得策なのではないでしょうか。

“コロナ全集中”分科会の視野狭窄

鳥集　私が今回の緊急事態宣言で一番心配しているのは、経済的に困窮する人が増え、それにともなって自殺する人も増えることです。

宣言を要請した知事たちや医師会の方々に言いたいのは、コロナの感染者や重症者・死亡者の数しか見ていなくて、日本の総死亡数がどうなったのかを見ていない。僕がEBM（科学的根拠に基づく医療）に詳しい医師の方々に教わったのは、特定の数字ばかり追ってはいけないということです。

たとえば、マンモグラフィ検診を受ければ、乳がんの死亡率が減るとされています。だから乳がん検診を受けるべきだと言われるのですが、総死亡率（あらゆる原因によるすべての死亡率）が明らかに減るわけではありません。もっと言えば、欧米ではマンモグラフィ検診をしても乳がん自体の死亡率が減らないとか、命を奪わない病変まで見つけてしまう過剰診断がかなり多いという研究すらあります。

これと同じように、政府のコロナ分科会や一部の感染症専門医はコロナのことばかりを見て、全体のことを見失っているのではないかと思うのです。森田先生は一

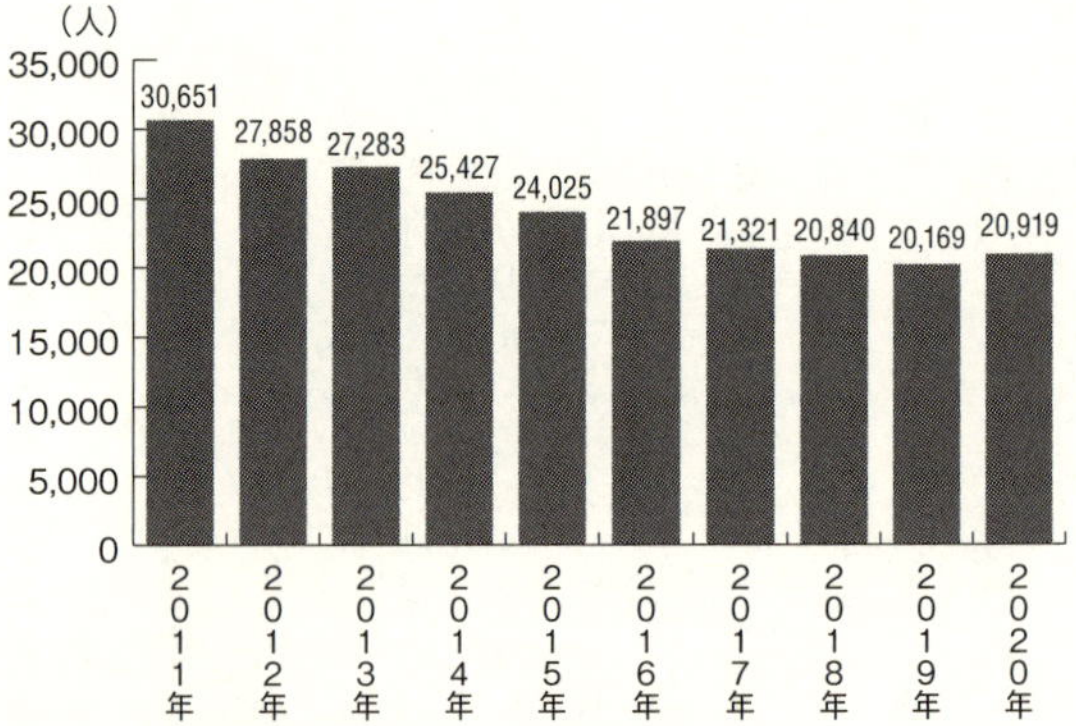

警察庁の自殺統計に基づく自殺者数の推移

2020年12月の自殺者数（1694人）は対前年同月比200人（約13.4％）増。
出典：厚生労働省（2020年は速報値）

橋大学の経済学部も卒業していて、統計に詳しいと思うので、聞いてみたいと思っていました。

森田　まったく同感です。ＥＢＭの考えで本当に大事なところって、まさにそこなんです。最終的な総死亡率がどうなっているのか。とくに、これだけ国民の生活を変えたことで、今後どんな影響が出るのか、まだ全然わかりません。だから逐一統計を見ながら、慎重に判断していかなくてはならない。

自殺者も、最終的にどれだけ増えるかわかりません。これからもっと増える可能性もありますよ。これまで10年間、自殺者は減り続けていたのに、昨年、増加に転じたわけですから。確かに1月に入って感染拡大したので、コロナの死亡者も増えると思いますが、こちらのほうは1カ月でピークが終わると思います。しかし、経済悪化の影響は長く残るので、自殺者の推移も注意深く見ていかなくてはいけません。

鳥集　そうした、全体を俯瞰する、あるいは複眼的な見方をしなくては、絶対に間違えますよね。

森田　そのような視野を持つことは、ものすごく大事です。感染症を防ぐというのは一面正義なんですが、社会全体から見ると、もしかすると正義ではない可能性だってある。総合的、俯瞰的に見る素養を育ててこなかったのが、今の日本の医学界なのかもしれません。

鳥集　そうですね。こうした経済や自殺の問題などを、尾身先生[*8]をはじめコロナ分科会の委員たちは意識されているんでしょうか。

森田　たぶん、尾身先生ぐらいの人なら意識されていると思いますが、感染症専門医の声が総意として、感染を抑えることに完全に傾いていますよね。

自粛の「副作用」については目をつぶる

鳥集　テレビのワイドショーでも、『羽鳥慎一モーニングショー』（テレビ朝日系）のコメンテーターで、コロナに関する発言で有名になった玉川徹さん（テレビ朝日社員）が、「コロナ感染者をとにかく抑えなくてはいけない。今、ＧＯ ＴＯキャンペーンをやっている場合じゃないんだ」というようなことを言って、第三波で感染者が増え始めてから、経済を抑制して自粛するよう強く訴えてきました。

ところが、別のコメンテーターが「女性の自殺者が増えている」と指摘したら、「自殺の話が出てくるのに違和感を覚えていて、どういう理由で自殺したかもわからず、直接因果関係もわからないのに」みたいなことを言ったとネットニュースに出ていたんです。

森田　そうなんですか。

鳥集　「直接因果関係がわからない」と言っていますが、ＥＢＭの考え方からするとナンセンスですよね。因果関係を証明することが重要なのではなくて、よかれと思ってしたことの「結果」がどうなのかを見るべきだというのが、ＥＢＭの本質のはずです。

森田　うん、そうですね。

鳥集　「感染拡大を抑えるべきだ」とか、「コロナの死者を減らすべきだ」というのは正しい意見かもしれませんが、その結果起こる経済困窮者や自殺者増加の問題については、自分たちの責任を問われたくないために、あえて無視しようとしているのではないかとすら感じます。

森田　そうですね。今はしょうがないって思っているのかもしれないですね。でも、経済って、今潰したら、立て直すのにものすごく時間がかかるものだし、大学1年

＊8　尾身先生……政府の新型コロナウイルス感染症対策分科会（コロナ分科会）の尾身茂会長（地域医療機能推進機構理事長）。母校（自治医科大学）の助手や厚生省（当時）技官を務めた後、WHOの西太平洋事務局に入り、同地域のポリオの根絶に貢献。同事務局長に当選し、その在任中、中国南部や香港で発生したSARS（重症急性呼吸器症候群）の対策で陣頭指揮を執った。政府の新型コロナウイルス感染症対策専門家会議で副座長を務めた後、同会議の廃止に伴い設置されたコロナ分科会の会長に就任。その提言が政府の新型コロナ政策の方針に大きな影響を与えている。

生なんかだと、いまだにキャンパスライフを謳歌できてない人が多いですからね。

鳥集　「グレートバリントン宣言」というのを聞いたことありますか。

森田　いや、ないです。

鳥集　僕も最近知ったんですが、ハーバード大とスタンフォード大の感染症疫学や公衆衛生の教授たちが、米国マサチューセッツ州のグレートバリントンに集まって昨年10月に出した宣言です。要するにロックダウンはもうするなと。新型コロナのリスクは、若者に比べて高齢者では1000倍高いけれど、子どもにとってはインフルエンザや他の脅威に比べて危険度が低い。一方で、ロックダウンは身体的・精神的健康に大きなダメージを与え、労働者階級や若者たちが最も重い負担を負うことになる。

したがって、高齢者などリスクが高い人を集中的に保護する政策に転換し、学校での対面授業、レストラン、スポーツ、芸術活動などを再開すべきだという主張です。それを、日本より60倍以上もコロナ死亡者数が多い米国の、一流大の教授が主張しているのがすごいなと。

森田　そうですね。日本ではなかなか、そういう声は出てこないですね。でも、向こうでも感染症業界全体の声ではなく、一部の声ではないですか。

鳥集　一部だと思います。この宣言を出したら、「集団免疫[*9]に頼る考えは危険だ」という批判や、「コロナを恐れるな」と言っていた、当時のトランプ大統領を支持するものだという反発が起こったそうです。でも、僕は今こそ耳を傾けるべき主張ではないかと思っています。

森田　確かにそうですね。日本では感染症の先生から、そういう声が一つも出てこないですもんね。

＊9　集団免疫……自然感染やワクチンによって免疫のついた人が増えることで感染拡大が止まり、終息していくこと。全員が免疫を持つ必要はなく、新型コロナでは6割程度の人が免疫を持てば終息すると考えられている。

人間の健康に一番影響があるのは「孤独」

鳥集　若者だけではありません。高齢者も感染を恐れて外に出る機会が減ったために太ってしまい、血糖値や血圧が悪化した人が増えたと、臨床医の方々が口々に言っています。散歩や運動をしないので筋肉も衰えて、サルコペニアやフレイル[*10]が進んでいると。さらには人としゃべる機会が減るので、認知機能低下やうつ病も心配されています。

森田　確かに、鹿児島でもそういう事例はかなりあります。統計をきちんと取れるかどうかわかりませんが、健康状態が悪化する人は、絶対増えると思います。

人間って、社会の中で人と人が接触しながらでないと生きていけないんです。そもそも人間って、そういう動物じゃないですか。山の中で、独りで生きていける人間なんて、ほとんどいない。人と接触してこそ人間であるのに、それを今、僕たちは制限しようとしているわけです。

鳥集　ええ、そうですね。

森田　実は人間の健康に一番影響があるのは孤独だということも医学ではよく知ら

れています。健康を害する一番の要因は、タバコでも、酒でも、肥満でもなくて、孤独や孤立感。社会から隔絶されることが一番健康を害するというのは、データでしっかり出ているんです。でもコロナ禍で人間は、そこに向かおうとしている。

鳥集　確かに。

森田　それがどんな悪影響を及ぼすのか、感染症の専門家の人たちは、そんなに重視していないかもしれないですよね。経済だけでなくて、そういうメンタル的なことも非常に大きく健康に影響してくるのに。本当にこの生活をずっと続けるのか、もっと慎重に判断しなくてはいけない。

これからはみんなが接触を断って、殻に閉じこもって、孤立しながら世界を動かす他ないのだとしたら、僕たちは手枷足枷をはめられた家畜のように、ただただず

*10　サルコペニアやフレイル……サルコペニアは筋肉減少症。フレイルは心身の機能が衰え虚弱状態になること。高齢者は筋肉の衰えで足腰が弱くなりやすく、それがフレイルの大きな要因となる。なおかつフレイルの人は数年後の要介護率や死亡率が高いという研究がある。

っと人生をまっとうするだけの生活になるかもしれない。僕には、そういう思いがずっとあります。本当にそれでいいのか、みなさんに真剣に考えていただきたいと願っています。

もりた・ひろゆき●1971年、横浜生まれ。南日本ヘルスリサーチラボ代表。日本内科学会認定内科医、プライマリーケア指導医。一橋大学経済学部卒業後、宮崎医科大学医学部入学。宮崎県内で研修を終了し、2009年より北海道夕張市立診療所に勤務。同診療所所長を経て、鹿児島県で研究・執筆・診療を中心に活動。専門は在宅医療・地域医療・医療政策など。2020年、鹿児島県南九州市に、ひらやまのクリニックを開業。医療と介護の新たな連携スタイルを構築している。著書に『破綻からの軌跡』(南日本ヘルスリサーチラボ)、『医療経済の嘘』(ポプラ新書)、『日本の医療の不都合な真実――コロナ禍で見えた「世界最高レベルの医療」の裏側』(幻冬舎新書)、『うらやましい孤独死――自分はどう死ぬ? 家族をどう看取る?』(フォレスト出版)などがある。

第2章

「コロナ死」だけを特別視するのはもうやめろ

萬田緑平（緩和ケア萬田診療所院長）

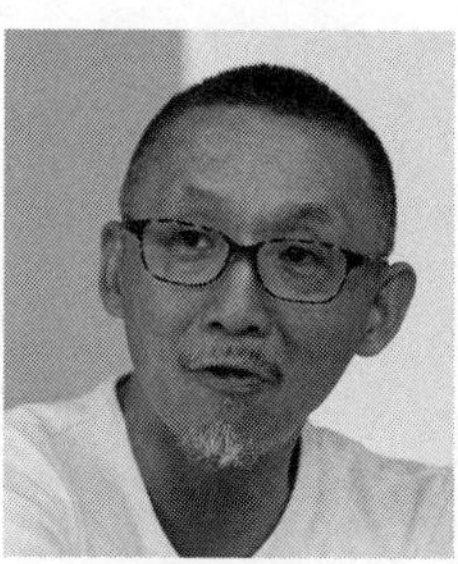

本人が望まない延命治療で患者を苦しめる病院のがん医療に疑問を持ち、在宅緩和ケア医に転じた萬田緑平医師。コロナ禍においても、恐怖をことさらに煽るメディアをはじめとする社会の風潮に異を唱え、ブログやツイッターで「コロナは風邪」論を唱えてきた。その思想の背景には、多くの患者を看取ってきたからこそみえた、萬田医師の「死生観」が強く反映されている。

20歳未満の死亡者はゼロ

鳥集　萬田さんはツイッターやブログに、「コロナは風邪」とする考えを投稿されています。その真意からお聞かせください。

萬田　だって、未成年の死者はゼロで、高齢になるほど亡くなる人が増えている。それを見れば、そんなに恐ろしいウイルスでないことは、誰だってわかりますよね。

鳥集　当初、中国の武漢で謎のウイルスが発生し、死ぬ人がたくさん出たとか、ダ

	10歳未満	10代	20代	30代	40代	50代	60代	70代	80代以上	計
死亡者数(人)	0	0	3	16	56	169	532	1631	4511	6958
死亡率(%)	0.0	0.0	0.0	0.0	0.1	0.3	1.4	5.0	13.3	1.6
重症者数(人)	0	0	0	0	18	46	89	110	73	336

新型コロナウイルス感染症の年齢別死亡者数と重症者数

死亡率は年齢階級別にみた死亡者数の陽性者に対する割合。出典：厚生労働省（2021年2月24日18時時点、速報値）

イヤモンド・プリセンス号で集団感染して、日本にも感染者が出たといった報道で、多くの人が不安を感じたと思うのですが、その頃はさすがに萬田さんも恐ろしいウイルスだと思っていたのではないですか。

萬田　いや。インフルエンザだってそうですが、大勢かかれば亡くなる人がたくさん出るのは当然です。感染力や致死率が高いウイルスなら、高齢者だけでなく子どもたちもたくさん死ぬはずです。しかし、1年が過ぎても、20歳未満の死亡者はゼロです。子どもが死なないことがわかったので、怖いウイルスでないことは早いうちに判断できました。

鳥集　ただ、欧米や南米ではたくさんの人が感染して、大変なことになっています。今お話しされた「怖いウイルスではない」という判断は、日本を含むアジア諸国と欧米とでは、違うと捉えるべきでしょうか。

萬田　いや、基本的にはアジアより欧米では大勢かかっているから大勢亡くなっているというだけです。インフルエンザと同じようなもので、致死率はそんなに高くありません。大勢かかっているという、ただそれだけです。

鳥集　つまり、新型のウイルスだから免疫がなくて、大勢の人がかかっているというのが、今の現象だということですね。

萬田　そうです。ウイルスとはそういうものなのに、知らなかった人たちが騒いでいるだけです。これまでの風邪だってそうなのに、死んだ人の話ばかり聞いてるから、みんな冷静でなくなってるんですよ。

これは僕の考えですが、たぶん新型コロナも、武漢型のウイルスに変異する前のウイルスが必ずいるんです。そもそもウイルスというのは常に変異しています。ですから、武漢型のウイルスに変異する前に、前のタイプのコロナウイルスがアジアで流行していたのではないでしょうか。そのおかげで、アジアは感染者が少ないのです。

鳥集　よく言いますよね。新型コロナが流行する前に、すでにアジアでは似たタイプのコロナウイルスによる風邪が流行っていた。それに対する免疫があったおかげで、日本を含むアジアやオセアニアでは、新型コロナの感染者や死亡者が少なくて済んだ。いわゆる交差免疫説です。

萬田　そうです。アジアと欧米の感染者数の違いは、武漢型の前のタイプにすでにかかっていたかどうかだけではないかと思います。そこから大きく変異して武漢型になったけれど、その前のタイプにかかっていれば、ある程度免疫が効くので感染者が少なくて済む。しかし、かかっていなければ、感染者が多くなる。

そもそも免疫学自体がね、医者たちは自然免疫だ、獲得免疫だ、液性免疫だ、抗体だとか何とか言っていますけど、実は学問としてはそんなに進んでないんですよ。免疫という言葉で解決しようとしているけれど、たぶん免疫のほんの一部しかわかっておらず、人間が知らないことがたくさんあるはずなんです。そのわかっていることだけで、「ああだこうだ」と説明しようとしているから、現実と合わないだけで。

鳥集　確かにそうですね。どのように免疫が働いているのかはわかりませんが、統計的事実としては、アジアは欧米に比べ感染者も死亡者も圧倒的に少ない。僕も当初は恐ろしいウイルスだと警戒していましたが、統計の推移を見て、致死率がそんなに高くないことがわかってきました。体の衰弱している高齢者や基礎疾患のある人には、やはり怖いウイルスではありますが、少なくとも子どもたちや若者、働き盛りの人たちにとっては、命を奪うほどの恐ろしいウイルスではない。そういうウイルスの正体も、徐々に明らかになってきました。

「コロナは怖い」と煽って得するのは誰だ

萬田　そうですよね。そんなことは、もう昨年（2020年）の2月頃からわかっていました。

鳥集　でも、いまだにこういう騒ぎをやめられない。まだ、怖いものだと思っている人がたくさんいます。

萬田　それは、テレビが思わせたからですよ。メディアが。

鳥集　どうしてメディアは、コロナは怖いと思わせるような報道ばかりするんだと思いますか。

萬田　最初は、視聴率のためだとずっと思っていたんです。でも視聴率のためだけに、こんなに国に不利になることをやるのかなと。だんだん、こんなバカげたことをテレビ局が一斉にやるのは、おかしいんじゃないかと思うようになって。

鳥集　萬田さんのブログやツイッターの投稿を拝見すると、陰謀論めいたこともお書きですよね。

萬田　そうそう。陰謀論って嫌いだったんですけど、視聴率を取りたいだけで、あそこまで煽るようなことをするのかなって。

それで気づいたんですよね。コロナを「怖いウイルスだ」「侮ってはいけない」ってテレビで言っていたある私立医科大学の感染症学の教授が、ワクチン製造販売元のファイザーから2017年度だけで120万円を超える謝礼（講師料やコンサルティング料）を受け取っているんです。[*1]

コロナを怖い怖いって煽って、それを引き延ばせば、ワクチンをたくさん打ってもらえますからね。それから、安倍晋三前首相も「できるだけ早くアビガンを使えるようにする」って言ってましたよね。実はアビガンの製造販売会社の会長は、安倍さんとゴルフ仲間だっていうじゃないですか。

鳥集　ええ。富士フイルムホールディングスの古森《こもり》重隆会長ですね。ゴルフ仲間であるのは周知の事実です。

萬田　「あ、こんなもんなんだな」と思ったんです。そうやって見えないところで、利権でつながっている。テレビ局にとって製薬会社は大きなスポンサーです。それに医学部教授も製薬会社から多額の寄附金や謝礼を受け取っている。だからあの調子でテレビを動かすのはとても簡単なんだろうなと思って。ワクチン業界からお金が動いていると思えば、辻褄《つじつま》が合うなと。

鳥集　それがもし本当だとしたら、世界中で怖がって騒いでいるわけですから。すごく巨大な利権ということになりますね。

萬田　そうそう、絶対儲かりますからね。煽れば煽るほど、世界中の人たちがワクチンを打ってくれるわけですから。

じゃあ政治家はどうなのかというと、年を取っている人が多いから、自分が怖いのだろうというのが一つと、政治家はテレビには逆らえないですよね。テレビに逆らったら、いくらでも好きなように編集されて、〝悪い人間〟にされてしまう。

鳥集　GO TOキャンペーンが悪者にされて、見事に菅首相も支持率が下がりました。それで慌ててGO TOを中止して、2度目の緊急事態宣言を出した。

萬田　支持率の浮沈もテレビが握っているので、政治家は保身のためにテレビに迎合して、言うことを聞くしかなくなる。だから、簡単に動かされているのかなって、そう思ってしまうんです。それにしても、日本も世界もこんなにダメになっていく

＊1　ある私立医科大学の感染症学の教授が、ワクチン製造販売元のファイザーから2017年度だけで120万円を超える謝礼（講師料やコンサルティング料）を受け取っている……製薬会社から大学医局への寄附金や医師への講師料等の支払いは、各製薬会社のホームページにある情報公開ページや、ワセダクロニクルと医療ガバナンス研究所が共同運営しているマネーデータベースで検索すれば、その医師が製薬会社からどれだけ講師謝礼やコンサルティング料を受け取っているかわかる。マネーデータベース「『製薬会社と医師』〜あなたの医者をみつけよう」（wasedachronicle.org）

のを平気でいられるのは、どうしてなのか。そう思うと、どんどん陰謀論にはまっちゃう（笑）。

鳥集 しかしテレビ局は、コロナの不安を煽ってワイドショーの視聴率は稼げたけれど、経済が落ち込んだために広告収入が落ちて、苦境に立っていると伝えられています。

萬田 本当に皮肉なものですね。それでコロナの伝え方が変わってきたらいいのですが。コロナの恐怖を煽るワイドショーに広告を出している企業は、ぜひスポンサーから降りてほしいです。

鳥集 僕は、テレビが「コロナを恐れるな」と言えない理由の一つは、そう言ってしまうと、コロナで何人もが亡くなったときに、責任を取りたくない、安全な立場でいたいという心理が働いているからだと考えています。

もう一つは、自分たちの主張が間違っていたと言えない体質があります。たとえば、テレビ朝日の玉川徹さんは、最初からずっと「ＰＣＲ検査をたくさんしろ」とか、「早くＧＯ ＴＯをやめて自粛しろ」と主張してきました。けれど、それによって保健所や医療機関が疲弊したり、経済困窮者や自殺者が増えたりしても、自分の主張を変えられない。それで自縄自縛になって、どんどんドツボにはまっているのではないかと思うのです。

萬田　うん、そういうのもあるのかもしれないけれど、やっぱり僕は、その奥に利権があるのかなと思ってしまいます。こんなに世界がダメになって、喜ぶのはどこなんだろうと。

鳥集　まあ、少なくとも、中国はすごく喜んでいるでしょうね。ライバルであるアメリカも、かなり疲弊しているはずですから。

萬田　コロナ禍で疲弊した国に中国人がやってきて、経済的に侵略して乗っ取っていく……それぐらいのことは、やりかねませんからね。中国がこのウイルスをつくってばらまいたとまでは思っていませんが……製薬会社の利権くらいの話で済めばいいなとは思っています。

「ゼロコロナ」という幻想

鳥集　いずれにせよ、これほど多くの人々の暮らしや経済をボロボロにしておいて、平気でいられる神経が、僕にはわかりません。

萬田　だから僕は、去年の3月からそう発信していたんですよ。世界恐慌が来るよって。東京の友達は笑っていましたけど。

鳥集　それは医師の友達ですか。

萬田　いや、東京で大企業に勤めている友人たちに。そしたら、ちょっと鼻で笑われたんです。3月の時点では、まだ深刻な事態になるとは思っていないんだと気がつきました。

鳥集　まだ、日本は経済的に体力があると思い込んでいる人が多いのかもしれません。それも怖いことです。

萬田　どのくらいの人が、気づいているんでしょう。

　ちなみに今、僕が気になっているのは、自粛派の人たちは、何を目標としているんだろうということです。どうなったら幸せなのかな。どうなったら「コロナが終わった！」と思うのかなと。ワクチンを打った時点でほっとして終わるのか。テレビも何を目標として、「はい、コロナ禍が終わりました」って言うのか。それともこれからずっと、一年中マスクを着ける生活を求めているのか。

反自粛派はみんな、普通の生活になるのを求めているんです。ただの風邪なんだから、早く元に戻そうぜって。だけど、テレビを見て「コロナが怖い」って言っている人たちは、テレビに洗脳されているから、「早く終わってくれ」としか思っていない。具体的にどうなったらいいのか、自分の頭では考えてないんですよ。テレビもどうしたら正解で、どうしようとしているのか。とにかく感染者を減らすために、毎年ワクチンを何種類も打つような世界にしたいのか。

鳥集　自粛派の人たちは、「ゼロコロナ」を求めているんじゃないでしょうか。たとえば、台湾がよく例に出されます。コロナを水際で阻止していて、たまに感染者が出たとしても徹底的に追跡して、隔離をして、封じ込めに成功している。だから台湾みたいな対策を取るべきだというのが、ゼロコロナの考えだと思います。それが、コロナが蔓延した今の日本の状況で可能なのか、というのはあると思うんですが。

萬田　全然できない。船一隻抑えることもできなかったのに、そんなことできるわけがないですよ。SARSやMERS[*2]を抑え込んだという経験があるから、ゼロコロナという発想が生まれたんでしょう。

　でも、大きな病院の医師たちは風邪を診ないから風邪という病気を知らない。一方、開業医たちは風邪のウイルスには効くはずのない抗生物質を出していた。不思議だったので、30年ほど前に風邪のことをずいぶん勉強したんです。今「風邪って何」って訊《き》いて、答えられる研修医は1割くらい。コロナの騒ぎも、そんな医師たちが「風邪も治す！」って、張り切っているように見える。風邪というものを知らない人たちが、風邪に勝てると思い込んでいるんです。

鳥集　僕も患者さんが少ない局面では、封じ込めができるのではないかと思っていましたが、ここまで広がったら、発想を変えなくてはならないと思うようになりました。

萬田　だって、ダイヤモンド・プリンセス号が入港する前から、ウイルスはすでに入っているはずなんです。だから、日本人は症状が軽いんです。ウイルス干渉ってわかりますか。

鳥集　はい、一つのウイルスが流行っていると、他のウイルスが感染できないという現象ですよね。

萬田　そうです。実はインフルエンザの流行は、２０１９年の12月で終わっているんです。つまり、その時点でもう新型コロナが入ってきている可能性が高い。

鳥集　今シーズンもインフルエンザの患者がすごく少ないですが、だいぶ前からその現象が出ているんですね。

萬田　そうです。もしウイルス干渉が本当だとしたら、ダイヤモンド・プリセンス

＊2　ＳＡＲＳやＭＥＲＳ……ＳＡＲＳ＝重症急性呼吸器症候群。２００２年から03年にかけて中国広東省や香港で感染拡大し、37カ国で７７４人が死亡。ＭＥＲＳ＝中東呼吸器症候群。12年にロンドンで初めて確認され、15年に韓国で感染が広がった。19年11月までに８５８人が死亡。03年7月、ＷＨＯ（世界保健機構）はＳＡＲＳ封じ込め成功を発表。ＭＥＲＳは現在も散発的に感染が報告されているが、いずれも日本での感染は確認されていない。

号が入港する前から、ウイルスは入ってきていることになる。船での感染爆発を抑えられたとしても、まったく意味がないんです。そもそも、ウイルスの流行なんて人間が簡単に抑えられるものじゃない。それができると思っている人たちがいるのがおかしいだけ。

医師にも風邪を知らない人がいっぱいいます。とくに専門病院の勤務医や感染症専門医、コロナ分科会のメンバーになるような医師は、風邪を知らないですよね。普段から風邪の患者さんを診ていないから。風邪のことを、真面目に考える人もほとんどいない。

鳥集　確かに、致死率の高い重大な病気ではありませんから、風邪のことを論文にしても出世はしないでしょうね。

萬田　そう。だけれど研究者たちは、「コロナは恐ろしい病気である」という結論に向かっていくわけですよ。そうじゃないと論文にならないから。「恐ろしい病気ではありませんでした」という結論には絶対向かわないんです。逆に、「殺人ウイルス」という論文にすれば、論文の価値が出てきますからね。そして、「こんな治療法がいい」「こんなワクチンが効いた」って、エビデンスをつくりたがる。
でも、研究者たちは普通の風邪やインフルエンザを診ていないわけですから、それと比べようともしない。風邪やインフルエンザにかかった高齢者の病態とどう違うのか、比べてみないと本当に恐ろしいのかどうかなんて、わからないじゃないですか。

「死の現場」を知らない専門家たちの傲慢

鳥集　よく、「コロナはただの風邪ではない」「インフルエンザと比べるのは間違いだ」っていう医師も結構いますよね。よく言われるのが、コロナはサイトカインストーム*3を起こしたり、血栓症を起こしたりするといわれます。

萬田　新型コロナによってだけでなく、これまでもインフルエンザや一般的な肺炎で、家や施設にいる体力の衰えた高齢者が大勢亡くなっているわけです。今までは、そのような人たちは、病院で濃厚な治療はされていなかった。だから今回見ているのは、コロナが怖いんじゃなくて、死にそうな人がどうやって死んでいくかを見て騒いでいるだけ。きっとインフルエンザでも、高齢者を人工呼吸管理すれば、サイトカインストームや血栓症が出ると思いますよ。

鳥集　確かにあり得ますね。

萬田　それを今までは、病院では見ていないわけです。体力の衰えた高齢者に、肺機能が低下したからといって人工呼吸管理をしたり、ECMO《エクモ》（体外式膜型人工肺）をつけたりしたことなんて、これまではなかった。それを見て「サイトカインストームだ」「血栓症だ」って言っていますが、それはコロナの特徴じゃなくて、亡くなりそうな高齢者の特徴です。

若くて亡くなった人もいると言いますが、若くたってリスクの高い人は一定数いる。たぶん貧富の差が大きい海外だと健康格差も大きいので、日本以上にいます。そういう人を助けようと治療をしたら、サイトカインストームや血栓症のような症状はたくさん起こり得ますよね。

鳥集　コロナの集中治療室や重症者の病棟には、80代、90代の高齢者や認知症の症状のある人も入っていると聞きます。以前なら濃厚な治療はせずに、在宅や施設で看取りをしていたような方でも、コロナだと厳重に扱わざるを得ない。それが医療逼迫の一つの要因になっているともいわれています。

萬田　本当に医療現場が緊急事態かどうか知りませんが、医療崩壊するのはコロナが悪いのでも国民が悪いのでもなく、政策が悪いんです。２類相当の指定感染症のままだと医療崩壊するだろうことは、もう昨年の３月からみえていたことです。

そもそも、体力の衰えた高齢者はインフルエンザだけじゃなくて、少し熱が出たり、自分で自分の唾液を飲んだりしただけで亡くなっていく。ちょっとした骨折だって亡くなる原因になりますし、餅食ったって詰まらせて亡くなるわけでしょ。体力の衰えた人は、なんだかんだの要因で亡くなるわけです。それなのに、コロナ、

＊3　サイトカインストーム……ウイルスやがんによって細胞が侵されると、免疫反応を高めるため「炎症性サイトカイン」と呼ばれる物質が放出される。この反応が過剰に働くと免疫細胞が暴走し、様々な臓器が傷害されたり血栓ができやすくなったりして、致死的な状態に陥ることがある。これをサイトカインストーム（サイトカインの嵐）と呼ぶ。この現象は新型コロナだけでなくインフルエンザでも起こり、子どもの命を奪うインフルエンザ脳症の原因ともいわれている。

コロナって騒いだってしょうがない。

鳥集　体力が衰えている高齢者がインフルエンザや誤嚥性《ごえんせい》肺炎で高熱が出て、呼吸が苦しいという状態になっても、大きな病院に運んで、人工呼吸管理をして、たくさん薬を投入して、治そうということは、あまりされていなかったわけですね。

萬田　普通は在宅や施設でそのまま診ますが、なかには「病院に運べ」っていう医者もいるでしょうね。でも、大学病院や有名病院、国公立病院のような大病院はそういう患者は受けてくれませんから、小さな民間病院が受け入れるわけです。

そこである程度治療したら、療養病棟に患者を回す。さらに落ち着いたら、今度は関連の療養施設に入れる。そこでまた熱が出たら、関連の病院に入れて、ぐるぐる自分のところで回して、グループで儲けて、利益を上げていく医療法人があるんです。

鳥集　その善悪は別としても、そういう高齢者を受け入れてきた小さな病院があったからこそ、大病院が高度医療の必要な人の治療に専念でき、医療崩壊せずに保《も》っていたんでしょうね。ところが小さな病院が、コロナ陽性だと高齢者を引き受けることができなくなった。そのため、かろうじて保っていた均衡が崩れ、コロナ患者を受け入れていた病院が逼迫した。

萬田　僕は研究医療の最前線にいた時期がありましたが、その後、救急の最前線にいて、今は高齢者の生活と死の最前線にいる。在宅をやっているから、亡くなっていく高齢者がどんな生活をしているか知っている。しかし、専門家や病院の医者は、亡くなっていく集団が家や施設でどんなふうに暮らしているかなんて、まったく知らないのです。認知症だって、どんなものかわかっていない。ああいう人たちを入院させたら、それだけで認知症が進んで歩けなくなってしまう。そういう実際を知らないから、「コロナをゼロにしろ。入院させろ」って言うんです。

99％以上の医者がＰＣＲ検査の意味をわかっていない

鳥集　萬田さんはツイッターやブログで、ＰＣＲ検査の問題点についても指摘されています。

萬田　実は20年ほど前、僕は研究医療の最前線にいた。そのときのテーマが遺伝子だったんです。人間の遺伝子は3万個くらいあるんですが、僕の自慢はそのうちの2つの遺伝子配列を決定して、名前を付けて、萬田緑平の名前で発表し、登録したこと。3万個のうち2個見つけたというのは、一般の人にはわからないかもしれないけど、遺伝子を扱っている研究者からしたら、「おお、すげぇ」って言われることなんです。

そういう研究をしていたので、m（メッセンジャー）RNAのRT（リアルタイム）-PCRもやっていたんです。だから、それがいかに難しいかを知っている。こんな短期間にPCR検査が増えるのは絶対におかしいです。PCRを扱える職員が全員研究所をやめて、PCRセンターに雇われるぐらいじゃないと、こんな大量の検査を正確にさばくことはできない。驚くほどいい加減な検査が多いと思いますよ。

鳥集　ブログにプライマー（PCR検査でウイルスの遺伝子を検出するために必要なDNAまたはRNAの断片。WHOから新型コロナのPCRに必要なプライマーのセットが7種公表されている）の問題もお書きになっています。今のプライマーで検出されているRNAが、現在流行しているウイルスのものとは限らないと指摘されていますよね。

萬田　うん、何を見ているかわからないよね。コロナのPCR検査って、3万個あるウイルスの塩基配列のうち、数百塩基の断片を7カ所選び、そこの配列の存在が確認されると陽性になるんです。そのうち感度が高い3カ所は、必ずしも新型コロナに特異的な配列ではない。ですから、昔のコロナも拾っている可能性がある。

鳥集　つまり、第三波で陽性者が増えたけれど、実は新型コロナでない、以前からあるコロナに感染している人も多いのではないかと。

萬田　その可能性もあるんです。それに新型コロナウイルス自体が変異しているから、塩基配列が変わってしまって、現在のプライマーでは拾えないものが出ているかもしれない。PCR検査で陰性と出ても、変異ウイルスに感染している可能性だってあり得るんです。

それに、そもそもPCR検査自体が100%正確なものでないことは、当初からわかっていたことですよね。

鳥集　感度（感染している人を正しく「陽性」と判定する確率）は、7割程度といわれています。特異度（感染していない人を正しく「陰性」と判定する確率）も100％ではありません。つまり、感染しているのに陽性ではないと判定される「偽陰性」も、感染していないのに陽性と判定される「偽陽性」もある。それなのに、メディアではほとんどスルーされて、PCR陽性＝感染者、PCR陰性＝非感染者として扱われています。

萬田　にもかかわらず、PCRをどんどんやれって言うのは、おかしいじゃないですか。PCRをたくさんやって、感染者を捕まえればいいと言いますが、必ず捕まえきれない感染者がいるんです。それに、感染していないのに、感染者とされて自由を奪われる人も出る。PCRを本当に知っている医者だったら、わかっているはずです。

しかし、PCRのことを本当に知っている医者はとても少ないんです。僕の大学の同僚だった医者たちのことを考えても、PCRを実際にやって、PCRの意味を本当にわかっている人は一握りです。医師100人に1人もいないと思う。ネットで仕入れた知識ぐらいで、「PCRやれやれ」と言っている医者は、PCRがどんなものか、本当はわかってないと思いますよ。

死にそうな人が亡くなっているだけ

鳥集　冬になって陽性者が増えたのは、ＰＣＲ検査をたくさん行うようになったからだという指摘もあります。つまり、症状のある人だけにＰＣＲ検査を絞らなくなった結果、無症状の人をたくさん捕まえるようになった。さらに、秋冬になって陽性者が増えたのは、季節的な変動の要因も大きいといわれています。冬なんだから、風邪のウイルスの一種であるコロナが増えるのは当然です。にもかかわらず、「感染者が増えたのはＧＯ ＴＯのせいだ」と言う人が多いですが、どう思われますか。

萬田　もちろんＧＯ ＴＯのせいじゃなくて、季節的な変動です。冬にバーンと増えるのは読めていたことです。例年、死亡者数がピークを迎えるのは1月です。寒くなると肺炎やインフルエンザで亡くなる高齢者が増えるからです。新型コロナの死亡者数も、例年の死亡者数の増減と、そっくりの曲線で推移していますよね。要するに、死にそうな人が亡くなっているだけ。感染者が多ければ、死亡だって多くなるのは当たり前です。

それに、群馬にいる僕らの間では、コロナなんて流行ってないですよ。群馬県では1月8日に陽性者が100人出ましたが、本当に感染していると言える、症状のある人は少ない。僕らのまわりでは、コロナの人はほとんど見当たりません。

鳥集 確かに、流行時には1年に1000万人以上かかるといわれるインフルエンザに比べれば、流行っているとは言えません。陽性者数が桁違いに少ないということは、インフルエンザに比べると、発症させる力が弱いウイルスなのかもしれませんね。

萬田 そう。ウイルスって単純な構造だから、変異したからといって、感染力が大幅にアップすることはあり得ないんです。むしろ感染するかどうかは、コロナ側よりもヒト側の問題のほうが大きい。免疫があればかかりにくいが、免疫がなかったり体力が衰えていればかかりやすい。それだけのことです。

実は、インフルエンザによる集団感染が問題になり始めてから、施設にいる高齢者たちは、冬に隔離されるようになったんです。秋になるとインフルエンザワクチンを打って、タミフルを予防投与されて、春が来るまで徹底的に感染予防される。そのために風邪にも肺炎にもかからなくなって、本来ならもう少し早く亡くなっていただろう高齢者が、生き長らえている。

僕はそれを「キャリーオーバー（持ち越し）」という言葉で表現していますが、インフルエンザが流行ったらその人たちが一気に亡くなるだろうと予想していた。それがインフルより弱いコロナでこんな騒ぎになるなんて。ですから、1月に新型コロナの死亡者が増えたとしても、まったく驚きはありません。

子どもたちの将来を誰も考えていない

鳥集　これに関連して言えば、施設の高齢者がインフルエンザにかからないように隔離されていたのと似た状況が、今、全国民に起こっているわけです。外出するときにはマスクを着けて、スーパーに行けば消毒をする。

萬田　そうそう。今までは隔離されていたのが施設高齢者だけだったけど、今度は全国民が隔離状態になっている。子どもまでがコロナにかからないようにと、マスクや消毒をやらされているから、かわいそうですよね。免疫機能がどんどん弱くなって、何かに感染しただけで死んでしまうかもしれない。このままだと、それこそみんなが防護服というか、宇宙服のようなものを着て歩く時代が来るかもしれません。

鳥集 「そういう未来を、みなさんは選択しますか?」と問われてもいるわけです。

萬田 うん。だけどテレビは目先の利益しか考えない。政治家だって自分の保身が大切で、国民の未来のことなんて考えていない。

鳥集 萬田さんご自身は、マスクをして歩いているんですか。

萬田 僕は東京往復するときも大阪往復するときもノーマスクですよ。患者さんを診察する時だけはマスクを着けています。怖がる人もいるので。でも、患者さんが怖くないと言ったら、マスクを取って普通に診療しますよ。

鳥集 飛行機だったら、マスクをしないと降ろされてしまいます。

萬田 うん。最近は乗ってないからわからないけど、飛行機に乗るとしたらマスクはします。騒ぐのが目的ではないですから。でも、僕はこの1年間、電車でマスクをしたことはありません。

鳥集　このまま新しい生活様式が続いたら、アレルギーに苦しむ子どもも増えてくるのではないかと心配です。

萬田　そうですよね。コロナにかからないように、過度に清潔にしているから、免疫のバランスが崩れて、どんどんアレルギー体質になっていく。このままだと、子どもたちの将来が本当にかわいそうなことになってしまう。みんな目先のことしか考えないから。

医者たちの言うことをそのまま聞くべきではない

鳥集　萬田さんがこういう考え方や発信ができるのは、死生観が深くかかわっているのではないかと思うのですが、いかがですか。

萬田　もちろんそうです。現代の医療は延命至上主義になっている。本人が望んでもいないのに、死なせない医療が進んでいる。患者に苦痛を与えてまで生かそうとする医療はおかしいんじゃないかと思って、がんの在宅医療の現場から発信を続けてきたわけです。
コロナも同じ構造なんです。高齢者たちが、本人は望んでいないのに、隔離されて、呼吸器つけられて、面会謝絶にされている。望んでもいないのに、「高齢者のために」という名目で隔離を強要されている。だから、コロナについても発信を続けているんです。

鳥集 なのにみんな、「コロナで死んだら負け」というくらいの感覚に陥っている。

萬田 それはもう、テレビがそう洗脳しているからでしょう。

鳥集 専門医というのは、自分が専門とする病気の治療成績が向上することを目的とします。たとえばがん専門医の場合、抗がん剤治療によってがんの死亡率が下がれば、大きな成果をあげたということになります。でも、個々の患者を考えた場合に、本当にそれで命が延びているのかどうか、もっと言えば、それがその人の幸せにつながっているのかどうかはわからないですよね。副作用でしんどい思いをするくらいなら、抗がん剤を使わずに自然に任せたいという人もいるはずです。

萬田 うん。そうですよね。

鳥集　政府のコロナ分科会や感染症専門医が今目指しているのは、要するにコロナの感染者や重症者を減らすことです。専門家はそれだけ考えていればいいかもしれないけど、社会全体や個々人の幸せ、この国の未来のことを考えたら、日本医師会や日本医学会は、もっと本質的なことを発信すべきだと思うのですが、それができていないように感じます。

萬田　医療の正義は死亡率を下げて生存率を上げることです。ですから、コロナについても、医療は「死亡率を下げる」でいいと思うんです。でも、それを一般市民がどう利用するか。医学の言いなりにならないで、本人の希望をちゃんと入れるべきだというのが、僕の基本的な考えです。死にたくない人は頑張ればいいし、頑張りたくない人は頑張らなくていいじゃないですか。

コロナ分科会や感染症専門医が、コロナの感染者、重症者、死亡者を減らせと言うのは、それでいい。でも、政治家というのは、あちこちの経済学者や何とか学者、いろんな業界や一般市民の意見も聞いて、最終的に方針を「ここ」って定めるのが役割で、医者の言うことをそのまま全部聞くべきではない。

なのに、政治家は自分もコロナが怖い。選挙に受かりたい。テレビに睨まれたくない。そういうのが重なって何も言えなくなっている。僕と同じことを言ったら、「お前は高齢者を殺すのか」「優生思想か」って言われかねませんから。すぐテレビに叩かれて、政治生命を絶たれてしまいます。おとなしくしているしかないですよ。

ただの風邪なんだから、どんどん感染したほうがいい

鳥集　メディア、知事たち、医師会などの圧力や支持率の低下に動揺してか、結局、政府は2度目の緊急事態宣言を出しました。改めて、萬田さんはどう思いますか。

萬田　僕はただの風邪なんだから、どんどん感染したほうがいいと思う。コロナでなくても近いうちに亡くなる人たちの延命のために、全世代の命を削るのはおかしいです。みんな感染をして、集団免疫をつけて、将来に備えましょうと、政治家は勇気を持って言うべきです。

鳥集　2度にわたる緊急事態宣言で、まず経済的に追い込まれるのは、時短営業を押し付けられた飲食業や周辺産業の人たちです。また、ホテル・旅館、旅行代理店、

土産物店、航空会社なども壊滅的な影響を受けています。

そうした産業は経営者だけでなく、学生や正社員でない人たちの暮らしもアルバイトとして支えていたはずで、こういうことが続くと経済的に困窮する人や、自殺する人が増えるでしょう。それによって犯罪も増えるなど、社会不安が高まる可能性があります。

こうしたことも考えて政策を決めるべきだと思うのですが、政府が感染症の専門家の意見を聞きすぎていることが怖いと感じます。

萬田　いや、飲食業や観光業だけでなく、日本自体が生き残れるかどうかの問題です。今、苦境が目に見えているのが飲食業や観光業というだけで、日本全体のGDP（国内総生産）は確実に下がっていく。世界全体の景気も悪くなって、世界恐慌が起こる。感染は拡大していいんです。風邪なんだから。でも、経済の悪化は、将来に取り返しのつかない悪影響を残します。

鳥集　どうして、こういうことが想像できないのか。医師は「食いっぱぐれがない」と言いますが、テレビ局の社員や国会議員たちも経済的に恵まれているから、弱い人たちのことがわからないんでしょうか。

萬田　うーん、それはどうかわからないね。

鳥集　ただ、病院やクリニックも、受診控えが起こって、経営的に苦しいところが増えているそうですね。

萬田　うん。でも、僕のところは医者としてはたぶん珍しいと思うんですが、コロナ需要のほうですよ。入院している本人は家に帰りたいと思っているし、家族も病院で身内に会えないまま亡くなったらかわいそうだと思って、「家に連れて帰りたい」という人が増えているんです。

鳥集　院内感染を恐れて、ほとんどの病院が家族の面会すら制限しています。そのために、コロナ禍で在宅医療のニーズが高まっていると他の医師からも聞きました。

萬田　だから今はコロナで全然困っていることはないです。ちょっとマスクしなきゃいけないのが嫌なだけで。普段、飲みに行くのも前と変わっていない。週末にはちゃんと飲みに行ってます（笑）。そうやって、社会との絆を大切にしながら、以前と変わらない日常を過ごすほうが人間らしいと思いませんか。僕にとってはコロナなんかより、そっちのほうがよっぽど大事なことなんです。

それに、今のことより将来の危機を考えるべきです。ウイルス感染をゼロにする方針のままだと、毎年新型ウイルスがやってきて、こんな騒ぎを繰り返すことになる。いつか完全に防げないとわかるはずですが、わかるまで時間がかかればかかるほど被害が大きくなる。それにいち早く気づいたスウェーデン[*4]とどんどん差がつく一方です。我々もいつか必ず気がつきますから、それなら早く気づいてほしいですね。

＊4　いち早く気づいたスウェーデン……ロックダウン（都市封鎖）を繰り返すヨーロッパ諸国にあって、スウェーデンはロックダウンをせず、国民に「望ましい行動」を取るよう勧告しつつ、これまでの日常生活を続ける独自の政策を取った。経済的ダメージはヨーロッパ諸国のなかで最小だったと伝えられている。死亡者数は100万人当たり1208・3人で、フランス（1215・4人）と同水準。イギリス（1739・9）、イタリア（1543・1）より少なく、ヨーロッパ諸国のなかではほぼ中位である（2021年2月14日、国際通信社ロイターのサイトで確認）。集団免疫の早期成立が期待できると評価される一方で、独自政策が死者を増やしたと批判する人たちもいる。

まんだ・りょくへい●1964年生まれ。緩和ケア萬田診療所院長。群馬大学医学部卒業後、群馬大学第一外科に所属。県内外の病院で外科医として働いた後、2008年に緩和ケア診療所・いっぽに勤務。在宅緩和ケア医として、1500人の死亡診断書を自分の手で書いた。2017年に独立し、緩和ケア 萬田診療所を群馬県前橋市に開設。がん患者等の在宅医療緩和ケアに携わりながら、著作活動やブログ、SNS等での発信を続けている。著書に『穏やかな死に医療はいらない』（朝日新書）、『家に帰ろう──在宅緩和ケア医が見た旅立つ命の奇跡』（徳間書店）、『世界一ラクな「がん治療」』（近藤誠氏との共著、小学館）などがある。

第3章

5類感染症に指定すればコロナ騒動は終わる

長尾和宏（長尾クリニック院長）

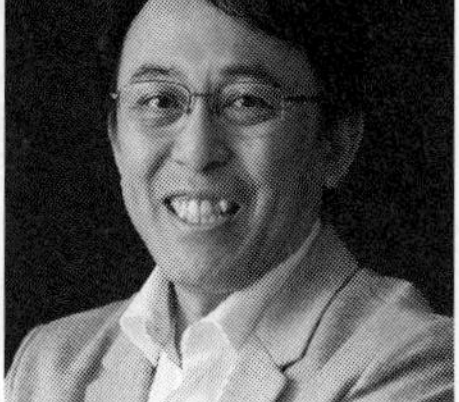

庶民の町、尼崎《あまがさき》の「町医者」として多くの人々の暮らしに寄り添い、これまでに2500人を看取ってきた長尾和宏医師。昨年（2020年）3月からクリニックの外に発熱外来のテントを張り、新型コロナウイルスの診療にも携わってきた。その経験から、新型コロナの扱いを結核やSARSなど2類相当の指定感染症から、インフルエンザ相当の5類感染症に下げるべきと主張している。

「時短営業」の無意味——尼崎では昼飲みする人が増えただけ

鳥集　今年1月7日に出た2度目の緊急事態宣言の対象地域が、1月13日に1都3県から大阪や兵庫にも広がりました。長尾先生のクリニックは兵庫県尼崎市にあります。宣言が出て、街の雰囲気はどうですか。

長尾　もう、街が死んでます。飲食店は午後8時までですから、人通りがなくてさみしい限りです。このストレスはどこに向かうんだろうっていう感じですよね。

鳥集　長尾クリニックの近くの三和《さんわ》本通り商店街は、僕も浜甲子園団地（尼崎市に隣接する西宮市内にあった団地）に住んでいた子ども時代、親に連れられてよく行ったのですが、めちゃくちゃ賑やかなところでした。昔に比べるとただでさえさびれた感じがしますが、度重なる自粛要請で閉めてしまった店や潰れた店もあるのではないでしょうか。

長尾　まあ、年々さみしくはなっているけど、昼間はそれなりに人通りがあるんです。でも、夜の街というか、ちょっと離れた飲み屋街がさみしいですね、やっぱりね。

鳥集　長尾先生は、この2度目の緊急事態宣言は出すべきだったと思いますか。

長尾　僕自身は、正直意味がないと思っています。今回の内容はわからないことだらけ。なぜ夜8時までなのか。案の定、昼飲みが増えていますよね。尼崎はお昼からやってる立ち飲み屋がいっぱいありますから。

鳥集　そういう街ですもんね。

長尾　実際、お昼からたくさんの人が飲んでるんですよ。「夜アカンから昼飲もうや」

って。時間で区切る意味がさっぱりわからない。
そもそも感染予防を考えたら、複数で会話することがダメなのであって、食事そのものが問題ではないですよね。要請するにしても「1人でご飯を食べよう」というので十分だと思うんです。1人でランチを食べる、1人でディナーを食べる、そういった需要もあるんですよ。緊急事態宣言下は、おひとりさましか受け付けませんと。レストランも飲み屋もそうです。しゃべらないで、じっくり酒を飲む。思索にふける。で、味を楽しむ。そういうことだってできたのに、こんな時短要請をして、お魚とかお肉とか、生の食材だってもったいないじゃないですか。

鳥集　そうですね。

長尾　僕はライブハウスにもよく行くんですが、「しゃべらない」「叫ばない」って決めたら、音楽聴く分には絶対大丈夫です。歌手がウイルスをまき散らすと言いますが、シールドを立てて換気をしておけば、問題ないはずです。
だから時短要請だけの緊急事態宣言っていうのは、ほとんど意味がない。形式的にやってる感を出しているだけだと思っています。「会食禁止令」だったらわかるんですよ。複数の会食で感染が広がってるというんだから。でも実際には、お店では飲めないからって、ホームパーティみたいなことをやってるんです。家に集まったら、外からは見えませんから。

鳥集　そうですよね。

長尾　むしろ、そっちのほうが問題なんですよ。病院の外来だって、寒くなると混むわけです。そこで会話するから、病院でうつる人もいる。会話する局面というのは、飲食以外でもいっぱいある。だから、会話自体を制限するほうが理解しやすい。それなのに、飲食店だけをターゲットにして、しかも時間で区切る理由がよくわからない。お酒の提供は午後7時までって言うんだけど、朝から飲んでいる人だっていっぱいいるんだから。

鳥集　まあ、アマですもんね（関西の人は昔から、庶民の町である尼崎のことを、親しみを込めて「アマ」と呼ぶ）。

長尾　そうそう（笑）。

保健所が機能崩壊

鳥集　今回の緊急事態宣言で感染者数を抑える効果はあると思いますか。

長尾　僕はないと思います。第一波のときの緊急事態宣言も、感染者の減少と関係なかったという指摘があります。今回もいろんな専門家が指摘しているように、宣言の効果ではなく自然減だと思います。だから僕は費用対効果が非常に悪い政策だと思っている。政策的にはもっとやりようがあるはずなんです。

感染の拡大を抑えるだけではなくて、死者を出さないような政策をしなくてはいけない。そのためには、感染症病床の拡充ばかり言ってますけど、真ん中のことも考えないとダメなんです。

鳥集　真ん中って、何のことですか。

長尾　コロナ患者と感染症病床の真ん中にいる開業医のことです。患者を死なせないためには開業医を使って、コロナの早期発見と早期治療をしないとダメなんです。

何と言っても、ＰＣＲ検査の結果が出るまで時間がかかり過ぎです。それに陽性者が出たら、いちいち保健所におうかがいを立てないといけない。それで入院先が決まるまで時間がかかるので、治療も何もできないで、悪化してしまう人がたくさんいるんです。

もっと即時に結果が出る抗原検査やPCR検査をそこらじゅうの開業医でできるようにする。そして、陽性の患者はもちろんのこと、陰性でもコロナ疑いとみなすことができたら重症化リスクを評価する。ブログでも書きましたが、高齢者、男性、喫煙者、肥満、糖尿病、心不全、呼吸器疾患、腎不全など持病がある人はリスクが高いことがわかっている。D-ダイマー（血栓ができやすいかどうかを測定する血液検査値）なんかも測定して、重症化リスクが高いと判断できた人には、フサンやデキサメタゾン[*1]の投薬を開始する。

＊1　フサンやデキサメタゾン……フサン（商品名、一般名はナファモスタット）はもともと急性膵炎《すいえん》などの治療薬だが、新型コロナウイルスの細胞への侵入を防ぐ効果が期待できるとして臨床研究が行われている。デキサメタゾンは抗炎症効果のあるステロイド薬として広く使われている薬で、新型コロナの重症患者の死亡率を下げるという研究結果があり、日本でも標準治療薬として使われている。

こんなの、ある程度の規模があるところなら、小さな民間病院や診療所でも簡単にできるんです。実際に僕らのところでも、去年の3月から発熱外来をやってますから。クリニックの外にテントを張って、そこで熱のある患者さんを診ている。コロナ疑いの患者と一般の患者と時間を分け、クリニック内の動線も分ければ、院内感染も防げます。これまでに1000人の患者さんが来院して、2021年1月末までに200人をコロナと診断しました。

最近ではもうPCR検査はせず、CTで肺炎の影があって、臨床症状からコロナと診断できる患者さんには、最初からデキサメタゾンを注射している。こうした炎症を小さなうちに消火する初期治療が街中の開業医で普通にできるようになれば、重症に至る例が少なくなるから、自宅療養で死ぬ人も減るはずなんです。それに入院もしなくていいので、重症病床の逼迫によって起こる医療崩壊も防ぐことができる。

鳥集　2021年2月6日に放送されたTBSの『報道特集』で、長尾クリニックのコロナ対応の様子が放映されました。僕も見ましたが、在宅診療でもコロナ患者さんを診ておられて、本当に頭が下がります。

長尾　あのとおり、僕らでもコロナ患者さんは診ることができるんです。しかし、重症病床が足りないから1ベッドにいくら補助するといった話ばっかりで、真ん中の話がごっそり抜け落ちている。それに、今は真ん中の対応を開業医の代わりに保健所が担っているわけですが、感染者が多くなりすぎて保健所が機能崩壊しています。だからもう、戦略的に大失敗しているわけです。

「がん対策基本法」というのがありますよね。がん対策は都道府県の大きながん拠点病院だけでなく、自治体や職場での検診、術後に投薬や体調管理を担う地元のかかりつけ医、在宅療養を支える訪問医、訪問看護、訪問介護など、そうした地域連携の流れのなかで成り立っている。コロナ対策ではそれが全然できていないんです。

鳥集　本当にそうですね。

長尾　政府のコロナ分科会には、感染症やウイルスの専門家しかいなくて、僕らのような町医者は入っていません。だから、提言したくてもできない。医療総動員と言うなら、僕らみたいな町医者も活用すべきなんです。

医者にとって保健所は「警察」

鳥集　長尾先生は結核やSARS並みの扱いになってしまう2類相当の指定感染症ではなく、季節性のインフルエンザ相当の5類感染症にすべきだとブログや著書で当初から訴え続けています。今の話は、まさにそのことですね。

長尾　そうです。民間病院や開業医のみなさんが怖がっているのは、コロナそのものじゃなくて、もう「風評」だけなんですよ。クリニックでコロナのクラスターが発生したら、僕らは終わりなんです。クリニックをやめてしまうしかない。そういうこと、誰もテレビで言わないんだよね。「なんで民間病院でコロナ診ないの？」「開業医は逃げているの？」って言う人もいますが、これは院内でコロナに感染したら、患者が来なくなって、自分がやってきたものがすべて崩れるからなんです。

それに、コロナ感染が起こったら保健所が飛んできて、2週間の停止をくらう。

鳥集　そうですね。

長尾　開業医の2週間停止というのは、一般労働者がコロナになったから2週間家で寝ておきなさいというのと、まったく違うんです。僕らをかかりつけにしている患者さんが何千人っているんです。さらに、うちの場合は在宅患者600人の命を放棄することになる。停止命令を下されることは死刑宣告なんです。なぜそういうことが起こるのか。コロナが2類相当だからです。

コロナで保健所が介入して、いいことなんかありません。保健所だって2類相当だから対応している。人手が足りなくて大変なんだったら、地域の医療機関に権限を移譲したらいいじゃないですか。インフルエンザと同じように現場の医師の裁量権を認めて、週に何人コロナの患者が出たか報告させる。保健所は定点観測で感染動向だけ把握したらいいんです。毎日毎日、陽性者数を報告させて、一喜一憂する必要なんかありません。

保健所に感染者数を把握させようとしているのは、権限を握っておきたい厚労省の「コロナ利権」のためなんです。そのおかげで、みんながてんてこ舞いになって、多くの犠牲者が出ている。人災そのもの。はっきり言って。政策ミスです。

医者にとって、保健所ってどんなところかわかりますか。警察なんですよ。クラスターが発生したら、警察が踏み込んでくる。「フリーズ（動くな）！」って言われたら、僕らは終わり。たとえばペストみたいに珍しくて、恐ろしい病気だったら保健所が入ってきてもいいですよ。でも、ここまで市中に感染が広がったのに、いちいち保健所の許可が出ないと入院できないというのはおかしい。

実はうちでも、コロナで入院待機中に亡くなった方が出ました。それ、誰の責任なんですか。国の責任ですよ。このままだと、全国で待機中の死者が何百人って出てくる。集団訴訟したら、国は負けるでしょう。

「PCR検査」原理主義の弊害

鳥集　自宅で亡くなられたんですか。

長尾　はい、90代の女性で、朝、家族が起きたら亡くなっていた。家族4人全員がコロナだったんですけど、娘さんが「お母ちゃんの息が止まっている」と連絡をくれたんです。元気なお母さんだったのに、あっという間に悪くなった。

コロナで熱が出てたんですが、ＰＣＲ検査をやっても、結果が出るまで3～4日かかる。陽性だったら保健所に届け出ますが、そこから入院まで1週間かかるんです。だから、体力のある人の場合は、治る頃に入院するという、もうお笑いみたいなことをやっている。しかも、自宅からむちゃくちゃ遠いところに入院させられる。
そのお母さんの場合は、救急車呼んだら「コロナだから」ということで警察も来て、検死が入った。コロナ陽性の人がいる家に救急隊が入る、警察がたくさん入る。普通の在宅死だったら、救急隊も警察も来ません。でもコロナだからやってくる。救急隊員や警察官が感染するかもしれません。社会の安全を守る大切な人たちが集団感染したらどうするんですか。
鳥集 90代ということは、コロナの重症化リスクはかなり高いですよね。本来は、こういう人がすぐに入院できるように、コロナ病床を空けておくべきである。しかし、2類相当であるがために、コロナ陽性の人は重症化リスクが高い人も低い人も関係なく、コロナ病床や療養施設に入れられてしまう。そのため病院が逼迫して、本来、入院すべき重症化リスクの高い人がすぐに入院できなくなってしまった。それが、自宅待機者の死亡者が多数出た原因であると。そういうことですか。
長尾 そのとおりです。救急隊がすぐに来て病院に入れてくれるのであれば、リスクの高い人でも、僕ら開業医がオンライン診療でフォローしますよ。一般病床や空いているマンションでもいいんです。大切なのは、安心できるように医療を施してあげるべきということ。元気な人が急に亡くなるわけですから。

だけど現実には、家で検査結果や入院を待って、1週間も寝ている間に死んじゃってるんです。あまりにも結果が出るのが遅いので、最近はPCR検査はしないで、肺炎と診断したら、デキサメタゾンを注射しています。コロナかどうかわかりませんが、これを注射したらコロナであろうがインフルであろうが肺炎は治りますから。それにPCR陽性にならない限り、保健所は来ません。

そもそもPCR陽性といっても、死んだウイルスを拾っている可能性がある。「Ct値」って知ってますか。

鳥集　はい。知ってます。

長尾　要するに、PCR検査で捉えたウイルス遺伝子の断片を何サイクル増幅するかということです。日本のPCR検査は諸外国に比べCt値が高い。つまり増幅サイクル数の基準が高く設定されているので、陽性と判定されたなかに、感染性のない死んだウイルスの遺伝子まで拾っている可能性があると指摘されています。感染性があれば隔離の対象にしてもいいけど、たんなる陽性か陰性かだけでみても意味がない。それなのに陽性と出たら保健所が介入してくる。

先日も、胃カメラやろうとしたら若い患者さんが咳してるから、胃カメラの前にCT撮ったら肺に影があったんです。どう見てもコロナ肺炎なんですが、こうしたケースでもPCR検査をしたら「陰性」と出ることがよくある。でも、PCR検査には「偽陰性」もあることは常識ですよね。インフルエンザだってそうですが、検査はあくまで参考であって、本来は臨床的に診断することのほうが大事なんです。それなのに、PCR検査だけに頼っている。それが問題なんです。

コロナ禍の9割は情報災害

鳥集　2類相当から5類に落とせば民間病院や開業医でもコロナを診療できるという話は、医師のコミュニティーの中でコンセンサスが取れているんですか。

長尾　取れていません。9割以上逃げています。民間病院や開業医では、「コロナは診ませんと張り紙がしてあるところが多い。クラスターが発生すると、保健所が飛んできて、営業停止をくらうから。

鳥集　医師のコミュニティの中では、議論にもならないのですか。

長尾　そうなんです。先日、開業医のリモート勉強会で地区長さんから、「長尾先生のところはもしかしてコロナ診てるの？」って聞かれて、「診てますよ。もう何十人も出てますよ」って言うと、その瞬間にみんなの顔が凍りつくわけ。お化けが出たみたいな。

一般の開業医の感覚は、こんな感じです。だから僕らみたいなコロナを診ている開業医は、ほとんど特攻隊員みたいなもんです。自分が死ぬかもしれない。開業医として死んでもいいと思って志願しているわけです。そんな状態にしているのはなぜか。2類相当だからです。

鳥集　それに関連して言うと、長尾先生はご著書で「コロナ禍の9割は情報災害だ」と書いておられますよね。いわゆる「インフォデミック[*2]」です。新型コロナウイルスの適正なリスク評価が社会としてできていない。それはメディアの問題もあると思うのですが、改めて長尾先生のお考えをお聞かせいただけませんか。

長尾 はい。大阪市立大学名誉教授（分子生物学）の井上正康先生が書いた『本当はこわくない新型コロナウイルス』（方丈社）という本がベストセラーになっていますが、本当にそのとおりで、実態以上に恐怖が増幅されています。

去年1年間で、新型コロナで亡くなった人は3459人でした。今年1月に死者が増え、2月に入って7000人を超えたので、すごく増えたと思うかもしれません。でも一昨年（2019年）、日本では約137万人が死んでいるんです。実は、この137万を1年365日で割ると、3750人くらいになる。つまり、日本人全体の1日の死亡者数と同じくらいの人が、昨年1年かけてコロナで亡くなったんです。逆に言うと、昨年、コロナで死んだ人は日本人の全死亡者の1日分にも満たない。それには触れずに、「今日は何人死にました」って。なんか死神がやって来

＊2　インフォデミック……不確かな情報が伝染病のように広がり、社会が混乱すること。情報（information）と伝染病（epidemic）を組み合わせた造語。

るみたいに毎日報道するわけですね。「がんで何人死にました」「心筋梗塞で何人死にました」と言ったうえで、「コロナで何人死にました」だったらわかるんですけど、はるかに少ないコロナの死亡者数だけを毎日報道するんです。

でもね、コロナで亡くなる365倍以上の人が、毎日死んでいるという事実を報じてほしいんですよ。こうした事実をきちんと伝えないから、恐怖が増幅されるんです。それに、日本のコロナの死亡者数は欧米の数十分の1程度なんですから、「怖がり方も数十分の1でいいんですよ」って、コメンテーターに言ってほしい。

なのに、欧米の映像を見せて、「日本も放っておいたら感染爆発が起きて、ニューヨークのようになります」とか言う。現実には、ならなかったじゃないですか。事実をきちんと伝えないといけないのに、羽鳥慎一さんの『モーニングショー』(テレビ朝日系)を見てると、コメンテーターの玉川徹さん(テレビ朝日社員)や岡田晴恵さん(白鳳大学教授)がすごいから。

鳥集　煽りまくってますよね。

長尾　感情に任せて「危険」だと言うから、高齢者はみんな震え上がっています。

それで病院に来ない人が増えた。オンライン診療や遠隔診療が増えたことは悪いことではないんだけど、高齢者が家から出なくなったので、みんなどんどん弱っていく。

鳥集　外に出歩かなくなったので、足腰が弱っている高齢者が増えているという話は、医師を取材していると方々で聞きます。

長尾　それで転倒・骨折して入院でもしたら発熱しますから、コロナと間違えられて隔離部屋に入れられる。骨折を手術したら寝たきりになって、話し相手もいないので認知症を発症して、そのまま死んでしまう。これは完全に「コロナ関連死」なんです。コロナでは死なないけど、コロナで家にひきこもったことで起こる問題がすごくある。こうしたコロナ関連死を、テレビが増やしているという自覚がないんです。

過剰な自粛が老人たちの寿命を縮める

鳥集　コロナを怖がって家にひきこもる人って、具体的にどんな人が多いんですか。

長尾　独り暮らしの高齢者が多いですね。家から出ないから、朝から晩までテレビを見ている。どのチャンネルに変えても、コロナの話ばっかり。それで、どんどん不安になっていく。僕が定期訪問に行くと、「家に入ってくれるな」とか「玄関の敷居をまたぐな」と言われます。もうバイキンマン扱いです。

この間もね、マスクして入ったんですけど、ちょっとずれて鼻が出たんです。そしたら、「うわ、医者のくせに鼻出して菌をばらまいた」って言って、ものすごい怒るんですよ、ご家族が。

鳥集　ひどいなあ。

長尾　それから老人施設なんかは、今はもうガラス越しの面会です。「元気？」って聞いたら、患者さんが手を振って「元気です」と答える。それが一応診察になるんですが、まるで刑務所の面会です。

鳥集　そもそも医療というのは、「手当て」というくらいで、医師や看護師さんが患者さんに触れること自体が、患者さんに元気を与えるといわれます。それに診断をするには問診だけでなく触診も大事といわれているのに、それがまったくできないわけですね。

長尾　そう。それで閉じこもっているから、年寄りはどんどんやせ細っていく。出歩かないから疲れないし、日光にも当たらないから、体内時計がずれて不眠にもなる。眠れないと体調も悪くなるし、認知機能も低下していく。訪問診療で診ている高齢者は、そういう人ばっかりです。「緊急事態宣言」とか、「不要不急の外出は控えて」と言ってるけど、不要不急ってなんだかわからん。戦争でいったら、空襲警報が出ているような感覚なんですね。防空壕に入るような感じで、家でじっとしている人がいっぱいいるんです。

とくに認知症が少し出ている人たちは、そんなふうに理解しています。「買い物も行っちゃダメ」「コロナにうつったら死ぬぞ」みたいな。やっぱりペストみたいなイメージなんかな。疫病にかかったら死んでしまうと。僕なんかは、怖がってる患者さんに「死なない、死なない」って言うんだけど、テレビがそう思わせているんですね。だから過剰反応している。

鳥集　下手すると、過剰な自粛で高齢者全体の寿命が縮まることもありえますよね。

長尾　ありますよ。だから僕は、国は年金や医療費の財政が破綻しそうだから、高齢者を早く死なせるために、「不要不急の外出をするな」と言ってるんじゃないか。そう勘ぐってます。

鳥集　財務省の陰謀みたいな。

長尾　今回のコロナは、高齢者の平均寿命を3カ月ぐらい縮めるかもしれません。しかし、それによって何百億円かの医療費や年金が浮くわけです。そこまで計算して、こんなことをやってるのかなと思ってしまう。

ワイドショーは見るな、歌番組を見ろ

鳥集　緊急事態宣言を出すにしても、その期間、健康に過ごすためにはどうすればいいのかを一緒にアナウンスするのが当然だと思うのですが、政府やテレビからは、まったく聞こえてきませんね。

長尾　そうです。「ステイホーム」じゃなくて、本来は「ステイホームタウン」と言うべきなんです。ホームタウン（町内）の公園とか河原とか感染リスクの低い場所

を歩いて、むしろこの時期は健康増進することが大事です。散歩で感染することは普通はありません。むしろ歩くことで自然免疫が高まるので、感染予防になる。なのに、そういう視点がゼロですね。とにかく外に出ちゃダメだって言う。一日じゅう牢屋に閉じ込められていたら、誰だって弱って死にますよ。

鳥集　孤独が死期を早めるというエビデンスもあります。

長尾　そうです。だからね、メンタルもみんなやられちゃって。まだ40代なんですが、独り暮らしの人で、アルコール依存症になった女性がいます。昨日も家に行ったんですけど、歩けなくなって、昼も夜もわからなくなっている。そういった若年性認知症というか、アルコール性認知症みたいな人もいます。その方もずっとテレビを見ています。朝から報道番組。「こんな状況やから、外出られへん」って思い込んでしまって、恐怖の連鎖になっているわけです。

鳥集　長尾先生も以前から書いていますね。コロナを怖がらないためにも、不安な人はとにかくワイドショーを見るなって。同じことを言う医師は多いです。

長尾　そうです。「ワイドショーを見ずに、歌番組を見ろ」って。ＢＳの歌番組は結構充実しています。僕、昔の懐かしい歌を毎晩聞いて泣いてるんです。「泣く」ということが、今こそ必要なんだと思いますよ。見えないストレスは大なり小なりどんな人でもある。コロナのストレスがない人なんていませんから。でも、誰かと話したいと思っても、友達との会食や宴会は、今は我慢しなくちゃいけない。そういう人は昭和歌謡の番組を見ながら、一人酒で泣いちゃうと。それでストレスを発散すればいいんです。

鳥集　本当かどうかわかりませんが、涙にはストレス物質が含まれていて、泣くことで洗い流すことができると言いますね。

長尾　そうなんです。だから泣いたほうが明るくなれる。健康増進のためにも、自粛期間中は歩くことと泣くこと。ドラマでもいいですよ。

大晦日にNHKの連続テレビ小説『エール』の総集編を見たんです。高校野球の大会歌の「栄冠は君に輝く」や阪神タイガースの「六甲おろし」を作曲した古関裕而《こせきゆうじ》さんと、妻の金子《きんこ》さんをモデルにした物語。半分、戦争ドラマですね。本当によくできていて、僕、ヒロイン役の二階堂ふみさんの大ファンになっちゃった。ああいった良質のドラマや映画を見て、自分の人生を振り返りながら泣くといいです。

鳥集　長尾先生の映画（『けったいな町医者』『怖くない死に方』）も今年2月から2本上映されます。でも、緊急事態宣言が延びたら、予定どおり上映されるのか。原作者としても不安ですよね。

長尾　そうなんですよ。上映自体がダメになって、映画館が潰れるかもしれません。そもそもお客さんが怖がって、映画館に来ないですからね。1回目の緊急事態宣言のときに映画館も閉まっていたという記憶が人々に残っていて、今回は開いていることを知らない人も多い。だけど、やっぱり映画館に行って映画を見てほしいな。今は消毒や換気など感染対策もしっかり行っている。映画館でのクラスター発生はゼロですから。

鳥集　飲食業だけじゃなく、エンターテイメント業界も、ものすごく厳しい状況に置かれています。

長尾　やりきれないです。ライブを聴かせながらお酒を飲ませる大阪北新地のジャズクラブによく通っていましたが、夜の8時に閉めろと言われたら、営業しても無理じゃないですか。事実上、やめろということなんです。

鳥集　長尾先生の患者さんのなかにも、飲食関係の方が多いんじゃないですか。

長尾　もう、山のようにいまして、毎日悲鳴ですよ。みんな慣れてしまって、諦めているんだけど、一番かわいそうなのがシングルマザーのホステスさんたちで、仕事がない。昼間パートで働いて、夜もスナックでバイトして、時給1500円。そんな人がたくさんいるんです。コロナになって、みんな生活が苦しい。

鳥集　だからといって、じゃあもう1回みんなに特別定額給付金10万円をばらまくのかと言ったら、もうしてくれませんからね。

長尾　そう。コロナ対策のためにお札をどんどん刷りまくって、本当に将来大丈夫なんでしょうか。こんなに経済が悪化しているのに、余ったお金が集中して、株価だけが上昇している。実体経済とかけ離れていて、気持ち悪いよね。これ、完全にバブルですよ。バブルが破綻した途端に、倒産や失業で大騒ぎになる。その場しのぎでお札を刷ることはできるけど、経済の面でもどんなことが起こるのか。本当に怖いね。

政府も分科会も国民全体のことを考えていない

鳥集　怖いですね。コロナ分科会や感染症専門医、日本医師会なんかは、「コロナの感染者を減らせ」とばかり言います。しかし、「上医国を医す《いや》*3」という言葉があるように、コロナのことばかりでなく、国民全体の健康寿命を延ばすとか、経済的にも心配せず暮らせるようにするとか、そういうことも総合的に考えて、今何をなすべきかを考えなければいけないと思うのですが、できないのでしょうか。

長尾　まさに日本学術会議の問題で、「総合的、俯瞰《ふかん》的」という言葉がはやりましたよね。あれこそ、今、コロナ対策で使うべき言葉ではないでしょうか。でも、彼らは総合的、俯瞰的に見ることができていません。感染症専門医はコロナを利権にしてしまっています。コロナは感染症の専門家である我々以外は語ってはいけない

*3　上医国を医す……「上医は国を医し、中医は人を医し、下医は病を医す」。中国六朝時代の陳延之《ちんえんし》の医学書『小品方《しょうひんほう》』にあるとされる言葉。すぐれた医師は国の疾病である戦乱や弊風《へいふう》（悪い風習）を救うのが仕事で、個人の病気を治すのはその次であるという意味。

病気だ。素人は黙っとれと。

で、素人だから手を出すなと言われている開業医は何を言ってるかというと、保険医協会が、我々はコロナで収入が減ったから、前年売り上げとの差額を補填しろと要求してるんです。そんなん、一般の人、とくに飲食店の人が聞いたら怒ると思うんだけどな。

だから医者も、ものすごく近視眼的にしか見ていない。政治家だって感染症病棟の視察はするけれど、僕らのところには来ないです。今、ここで話しているような、民間病院や開業医でもコロナは診れますという話は、まだ誰も知らないんです。町医者のブログなんか読むわけないし、僕のYouTubeの「コロナチャンネル」も見るわけない。だけど、感染症病棟の向こう側にある、末端の声も聞いてほしいんです。

鳥集　そうですね。メディアも感染者を減らせとか、医療が崩壊しそうだとか、コロナの後遺症が怖いとか、感染症専門医や医師会の話しか聞きません。

長尾　メディアも、もっと現場でアンテナをたくさん持っている人の意見を集めるべきなんです。『朝まで生テレビ！』みたいな感じで異論をぶつけ合って、激論して、それで報道の方向性を決めたらいい。でも、コロナ分科会や感染症専門医、医師会に対する異論はほとんど報じません。

残念ながら、今のコロナ分科会には、総合的、俯瞰的に見る視点はありません。それに政府も、国会でのオープンな議論なしに、唐突に2度目の緊急事態宣言を出してしまった。都道府県との連携もとれないまま、小池都知事にせっつかれて、出さざるを得なくなった。総合的、俯瞰的な判断もなく、世の中の空気が国を動かしてしまっている今の状況は、太平洋戦争に突入していった当時の日本と同じではないかと感じるんです。

鳥集　まったく同感です。

長尾　気がついたら、「えらいところに来てしまった」ということになりはしないかと僕は思っていて、だからこそ警鐘を鳴らしている。だけど、この国をどうするか、たとえば少子化対策とか高齢化問題のような中長期的な課題に対して、普段から国は総合的、俯瞰的に検討していない。「これが足りないなら、ここに予算をつけましょう」といった、付け焼刃的な対症療法しかやってない。医療体制もそうですが、根治療法を考えようという人がいないんです。

鳥集　今、長尾先生のお話を聞いていて思ったのですが、戦争に突入するような空気というのは、医療界にもあるのではないでしょうか。たとえば、「コロナの死亡リスクは全体のなかでは365分の1くらいしかない。だから、恐怖を煽るべきではない」と言ったら、「コロナを甘く見るな」と叩かれる。そういう空気が医療界を支配しているのだとしたら、「日本がアメリカと戦争したら負ける」と言っただけで「お前は非国民だ」と吊るし上げられた、そんな戦前のような社会に近づいてきている感じがしますね。

長尾　現にテレビ朝日の『報道ステーション』で、コロナ医療の最前線に立つ日赤医療センターの医師が、「2類相当から5類にすべきだ」と勇気ある発言をしたんです。ところが、改めて話を聞こうと『週刊新潮』が取材したところ、ご本人が「本件に関しての取材は病院からの許可が出ない」と断ったそうです。「医療と人の命を守ろうという勇気ある発言者を、孤立無援にしようというなんらかの圧力がかかったのか」と『週刊新潮』は書いていますが、もし院内で圧力がかかったのならば、まさに言論統制です。

「コロナは高齢者問題」となぜ誰も言わないのか

鳥集　「コロナとインフルエンザは違うんだから比べるな」「コロナはインフルと違って後遺症が多い」という指摘もありますが、これに関してはどうお考えになりますか。

長尾　そのとおりで、僕もコロナとインフルは全然違うと思います。コロナのことを「けったいなウイルス」と呼んでいるんですが、ものすごく多様性がある。B型肝炎ウイルスに似ているところがあって、急性肝炎で治ってしまう人がいれば、持続感染して慢性肝炎になったり、がんを発症したりする人がいる。コロナも無症状や風邪程度の症状で終わる人もいれば、免疫が暴走してサイトカインストームを起こす人がいる。後遺症も匂いがわからなくなるとか、息苦しさや疲労感が取れないとか多様ですよね。

そういう意味ではインフルとはまったく違うのですが、ただ、コロナは若い人が死ぬ病気ではない。コロナの死亡率は年齢が上がるほど高くなる。まさにコロナは高齢者問題そのものなんです。

なのに、感染症専門医ばかりが表に出てきて、「素人は口を出すな」みたいな感じで言う。笑ってしまったのは、65歳以下だけ5類にしましょうって言う医者がいたんです。逆ですよね。65歳以上だけ2類にしましょうだったらわかるんです。高齢者こそが重症化リスクが高いんだから。なのに、若い人に飲みに行くなとか、大学の授業をリモートにしろとか、映画館を閉めろとか、出てくる政策自体が真逆なんですよ。

鳥集　アメリカでもハーバード大やスタンフォード大の感染症疫学の専門家が「グレートバリントン宣言」というのを出していて、コロナは高齢者にとっては危険なウイルスだけども、若者のリスクは高齢者の1000分の1なんだと。だからロックダウンをすることによる短期的、長期的な悪影響のほうが大きい。コロナ対策は高齢者を中心に集中的にすべきであって、レストランを閉めるとか、リモート授業にするとか、スポーツを中止にするとか、そういうことはやめるべきだって、アメリカでさえ言っている専門家がいるんです。

長尾　まさにそのとおりで。僕も4月から同じことをずっと言ってます。賢い人が集まれば、そういう意見に集約されていくはずなんです。なのに、なぜか反対方向にしか行かない。日本の数十倍も感染者が多いアメリカでさえ、ロックダウンするなって言う学者がいるんだから、日本での怖がり方もアメリカの数十分の1でいい。そういうことを、立場のある人が言わないとダメなんです。『本当はこわくない新型コロナウイルス』に全部書いてある。あれを国民全員に配ればいい。

鳥集　「コロナは怖い」という洗脳状態を解くことが必要ですね。

長尾　洗脳というか、僕は「集団ヒステリー」と呼んでいますが、これは一番怖いことで、そういう危険な状態であることを少なくとも有識者は自覚すべきです。でも、玉川さんなんかに言ってもわからないよね。あぁ、頭が硬直している人は、こういうふうに考えるんだなと思って、逆にすごく参考になります。「GO TOのせいだ」「自粛すべきだ」って、何の疑問も持たず、堂々と言いますよね。

鳥集　『モーニングショー』でテレビ朝日の社員に盾突くようなことばかり言って

いたら、タレントや専門家はコメンテーターとして使ってくれなくなるかもしれません。だからテレビでは、みんな論調を合わせてしまうのではないでしょうか。

長尾　今回のような本もたくさん出ることで、世論が変わってくると思うんです。反政府というレッテル貼りはよくないんだけど、政府が間違っているのなら、正しいことを恐れずに言うのがメディアに求められることのはずです。しかし、緊急事態宣言をやらせたテレビには、残念ながらその役割は無理でしょう。だから本や週刊誌に期待するしかない。

鳥集　こんな自粛を何年も続けていると、莫大な国富が失われて、日本社会がボロボロになるのではないでしょうか。

長尾　まさに、「コロナ抱えて国滅ぶ」だね。

鳥集　自粛せよと迫ったテレビや専門家、医師会もそうですけど、もし今以上に自殺者が増えたり、破産者や倒産する会社が続出したら、責任を問われるべきだと思います。社会不安が高まって、犯罪が増えるおそれだってある。

長尾　東京裁判があったように、コロナ裁判もいつか行われる。はっきり言いますけど、A級戦犯は感染症の専門家集団。尾身先生なんかもいい人のようにみられていますが、コロナ分科会は責任が重い。コロナは怖いばかりではなくて違う意見もあるということを、ちゃんと言わなきゃいけないのに。

鳥集　コロナのリスク評価を見誤っていたということを、専門家たちは認められないのではないでしょうか。間違っていたと言うと、自粛の副作用の責任を負わなければならなくなる。その間違いを糊塗《こと》するために、「コロナはインフルとは違う」とか「コロナの後遺症が怖い」と言い募っているように感じます。

長尾　そうです。コロナのことを最初からわかっていた人はいない。誰だって間違いの連続なんだから、修正しなきゃダメなんです。それなのに、修正できていない。第一波、第二波で学んでいないんです。それで結局、緊急事態宣言を出して同じことをやっている。何が緊急なんだと思います。

コロナワクチンは高齢者だけに打つもの

鳥集　長尾先生はワクチンのことも発信しています。ワクチンは必要だと思いますか。

長尾　ワクチンだって、無茶苦茶という言葉がぴったり。だって、何万人規模のまともな臨床試験を国内でやってないでしょ。海外でもネガティブなデータが出始めている。でも、それをオープンにする前に、ファイザーの最高幹部たちは高騰した株を売って、莫大な利益を得た。メディアもワクチンの悪い話題はほとんど報道しないで、打たせたい人の話ばかりを伝える。皮肉なのは、政府は「医者から打ちなさい」って言うわけですよ。だから、まわりの医者たちに聞いたんです。そしたら大半が「打つ」って言う。

鳥集　有名な感染症専門医たちも、そろって打つと宣言していますね。

長尾　ｍＲＮＡワクチン、いわゆる遺伝子ワクチンを人類に初めて打つのに、実験台になる医者の気が知れなくて。あれは高齢者だけに打つものなんです。何年か経って出てくるかもしれない有害事象があったとしても、余命が限られている高齢者は影響が少ない。でも、これから10年、20年と生きる人たちには、長期的に深刻な健康問題が出てこないとも限らない。

僕は「HANS《ハンス》*4」と呼ばれている、子宮頸がんワクチンの副反応でつらい思いをしている患者さんを何人か診ています。自己免疫性脳炎になって、歩けなくなった女の子たちがいるんです。ワクチンって基本、怖いものだと僕は思っていて、インフルエンザワクチンも効くって信じてないから、打ったことがない。そもそも科学の基本って、疑うことなんです。医療もそうです。それなのに、今回も何の疑いもなく外国からワクチンを大量に買い込んで、医者を使って人体実験しようとしている。こんな恐ろしいことをやっているのに、誰も何も言わないんです。

鳥集　ワクチンに疑問を呈するようなことを言ったら、すぐ「反ワクチン」のレッテルを貼られるから、嫌な気持ちになりますよね。素直に考えたら、疑問だらけな

*4　HANS……「HPV（ヒトパピローマウイルス）ワクチン関連神経免疫症候群」の略。子宮頸がんワクチンの接種による過剰な免疫反応で引き起こされたとされる脳神経の障害。このワクチンによって被害を受けたと訴える人たちやHANSを主張する医師がいる一方で、臨床試験や疫学調査などでワクチンの被害は科学的に否定されており、一時的に中止されている国の積極的な接種勧奨を再開すべきと主張する医師も多い。

のに。

長尾　そう。すぐ「ワクチンの恐怖を煽っている」と言われる。

鳥集　長尾先生もYouTubeで発信しておられましたが、アメリカのようにものすごく感染者が多くて、死亡者も多い国は、多少リスクがあっても目をつむって「えいや！」と打つ人が多いでしょうけど、日本は死亡者が少ないから、そこまで頑張ってみんなで打たなくてはいけないワクチンではないと僕も思うんです。まだ長期的な安全性がわからない一方で、得られるベネフィット（利益）がそんなに大きいわけではない。

長尾　そのとおりです。それで、このあと日本で何が待っているかと言うと、「ワクチン狂騒曲」が始まるわけです。地獄にいる罪人たちが蜘蛛の糸を手繰り寄せるように。

２００９年の新型インフルエンザの時も、ワクチンをめぐって大変な騒動があったんです。宝塚の市議会議員が、「孫に打つんだ」とこっそり持って帰って、自分が最初に打ったという、せこいニュースなんですけど。今回もすでに中国製の怪しいワクチンが国内に持ち込まれて、持ちかけられた社長が打ったというニュースがありました。わけのわからんことがいっぱい起きて、混乱するに決まってます。

正しい情報を発信しなきゃいけないのに、東京オリンピック・パラリンピックをしたいがために、ワクチンという希望の灯をともし続けているんだと思うんです。でも、五輪とワクチンは切り離して、ワクチンのリスクについてもきちんと伝えるべきです。副反応が問題になって、1年後にワクチン接種が中止になっている可能性だってゼロではないですからね。

それに、そもそも風邪のワクチンなんてありますかっていう話です。冬になったら大流行する嘔吐下痢症（感染性胃腸炎）を引き起こすノロウイルスのワクチンはありますか。そんなものありません。ワクチンができるのは、何百万種とあるウイルスのうち、ごくごく一部なんです。インフルエンザだって、打ってもかかる人がいると言われるように、本当に有効かどうかわからないですからね。

鳥集　ワクチンを打ちたい人と、打ちたくない人との「分断」が起こるかもしれません。とくに国民全員が打つべきだと思っているようなワクチン推進派の人たちは、打たない人を差別する可能性もあります。それが怖いです。今でさえ、「打つか打たないかは個人の自由」と言いながら、ワクチンに疑問を呈しただけで、「反ワクチン」と叩いてきますからね。

感染した医療従事者を感染症病棟に

長尾　そう。看護師さんが「感染症病棟に勤務したい」と志願したら、「ほな打ちなさい」と言われるはずです。でも「打ちたくない」と言ったら労働問題に発展する。せっかく志願すると言ってくれているのに、ワクチンを打たない自由を奪われてしまう。

だから僕は、感染症病棟で働くスタッフは、コロナに感染した医師や看護師を活用すべきだって、ずっと言ってるんです。去年4月、大阪のなみはやリハビリテーション病院で集団感染があって、そこで陽性が判明した元気な看護師さんが、感染した患者を世話してたって糾弾された。だけど、感染者が感染者を世話するのは一理あるんです。感染しても元気な人は、免疫を持っているということですから。

もっと言えば、感染した看護師や医者は表彰すべきなんです。軍隊で言ったら、出征して生きて帰ってきたということですから。「おめでとう。免疫があるんだから、検査センターやコロナ病棟で働いてね」って。そういうふうに言える文化に変えて、感染者を有効活用しなきゃいけない。風評被害や差別を生んだら、人材がもったいない。

鳥集　感染したら「ごめんなさい」「ご迷惑をおかけしました」と言わなくてはいけないのも、日本の文化の悲しいところです。コロナ病棟で働き詰めて、心が荒《すさ》んでしまった看護師さんやお医者さんが、「旅行や会食で感染した人の世話を、なんでしなくてはいけないんだ」と思う気持ちは理解できます。しかし、すでにウイルスは日本中に広がっていて、いつどこで感染するかわからない状況です。どんなに対策をしていても、感染リスクはゼロにはならない。仕方ないですよね。

長尾　そう。しゃあない節なんですよ。僕は抗原検査で陽性だったら、「おめでとう」って言いますよ。患者さんは「へ？」って、きょとんとした顔してますが、「軽症だから、ここ何日か乗り切ったら、安心して生活できますよ。もうかからないから。

おめでとう〜」って。こう言わないとダメなんですよ。それなのに、感染したらお化けみたいに「出た〜」って言われてね。「あそこで出た」「ここで出た」って言ってるわけ。これだから、差別、偏見が大きくなる。

鳥集　コロナは医学の領域を超えて差別・偏見の問題を生み、人間がどう生きるかという問いも突きつけています。こういうときこそ、普段からこうした問題を考えている哲学者や倫理学者、社会学者に声をあげてほしいです。

長尾　いいこと言いますね。おっしゃるとおり、多方面から知恵を出し合わないといけないです。

鳥集　改めて、長尾先生が一番言いたいことを話してください。

長尾　とにかく保健所を外して、僕らを主役にしてほしいんです。2類相当から5類にせよと言うと、コロナは怖い感染症だから下げたらあかんとか、エボラ出血熱並みに1類に上げてもいいくらいだと言う人もいるんだけど、エボラは感染したら20〜90％の人が死ぬんですよ。コロナは陽性と判明した人だけをベースにしても致死率は1・6％で、その多くが高齢者や基礎疾患のある人です。ＰＣＲ検査を受けてない人も含めたら、１％にもならないでしょう。もういい加減、市中感染であることを認めるべきなんです。そうすれば、民間病院や開業医も頑張れるので、感染症病棟に行く患者を減らせる。そういう戦略を取らないと、医療の総力戦に持ち込めないです。

鳥集　保健所のほうからも「濃厚接触者の追跡は同居家族らに限定して、感染リスクの高い医療機関や高齢者施設の調査を重点化する」という話が出てきています。

長尾　犯人を追っても何も出てきませんから。保健所はもっと違うことをやったほうがいい。地域包括ケアというんですが、むしろ保健所には、在宅や施設で療養している高齢者の、地域での医療・看護・介護にかかわってほしいんです。独り暮らしで生活に困窮している人やゴミ屋敷に住んでいる人のなかにも、コロナになった患者がいる。そういったときに、保健所が関係各所への連絡係として入ってくれると助かるんです。地域包括ケアのシステムは、各地でほとんどできています。コロナはそこで対応したらいい。コロナは高齢者問題なんだから。

ながお・かずひろ●1958年、香川県生まれ。長尾クリニック院長。84年に東京医科大学を卒業後、大阪大学第二内科に入局。市立芦屋病院内科などに勤務後、95年に兵庫県尼崎市で開業。年中無休の外来診療と訪問診療に携わる。『「平穏死」10の条件』『薬のやめどき』『安楽死特区』（以上ブックマン社）、『病気の9割は歩くだけで治る！』『コロナ禍の9割は情報災害』（以上山と渓谷社）など、著書多数。2021年2月から、長尾医師を追ったドキュメンタリー映画『けったいな町医者』（毛利安孝監督）と、長尾医師の著書『痛い在宅医』『痛くない死に方』（ともにブックマン社）を原作にした映画『痛くない死に方』（高橋伴明監督）の2本が相次いで公開される。

第4章
長引く自粛生活が高齢者の健康寿命を縮める

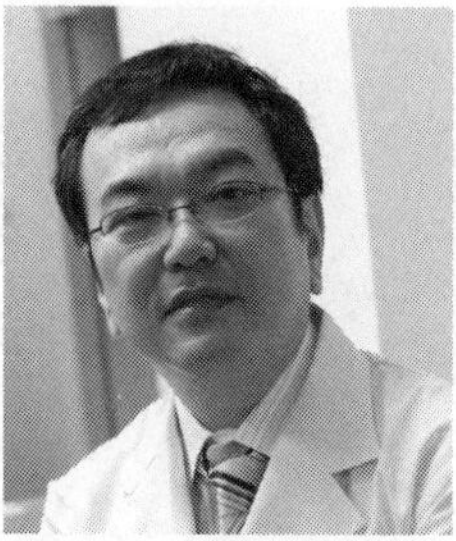

和田秀樹（精神科医）

精神科医であり、かつ老人医療にも携わる和田秀樹医師は、過度な自粛やステイホームが、多くの人（とくに高齢者）の体や心に無視できない「副作用」を及ぼすと警鐘を鳴らしてきた。にもかかわらず、政府のコロナ分科会や感染症の専門家たちは、その副作用にほとんど言及しようとしない。その背景には、権威盲信主義、過度な専門分化、人間の心の無視など、日本の医学界を蝕《むしば》む旧弊な体質が関係していると和田医師は指摘する。

「権威主義」「過度な専門分化」——医学界の体質が露呈

和田　新型コロナに関しては、日本の医学界の体質の問題がかなり大きいのではないかと僕は思ってるんです。その体質が今回、顕著に出てると思う点が3つぐらいあるんですけど、1つはデータより偉い人の言ってることのほうが正しいと思い込んでいること。日本の医学教育の特色と言っていいと思うんですが、たとえば疫学調査ではコレステロール値の高い人のほうが長生きしているというデータがいっぱい出ているのに、偉い人が「コレステロールが高いと動脈硬化を起こすからダメ」と言ったら、それにみんな従う。日本の医学って、臨床研究とか疫学調査のデータよりも、偉い人の言ってることのほうが正しいとされてしまうんです。

鳥集　今回の場合は、コロナ分科会の尾身会長とか、感染症学の教授とかですね。

和田　そうです。とくに医師になってからの教育のなかで、教授の言うことに逆らってはいけないと叩き込まれる。たとえば僕は内科学会の認定医資格も持っているんですが、講習を受けてポイントをもらわないと資格を維持できない。その講習を受けると、コレステロール悪玉説を唱えていた偉い先生の子分のような教授が出てきて、いかにメタボがダメなのかみたいな説明をするんです。みんな、それでも寝ててくれたらいいんだけど、真面目に聞いてメモを取ってたりする。質問の時間があれば、「なんで〝ちょいメタボ〟のほうが長生きしてるんだ」って聞いてやるんだけど、質問の時間もないのね。

鳥集　一方的なんですね。

和田　そうなんです。そういう教育システムに日本の医者たちが慣らされているから、コロナのデータなんてネットでいくらでも出てくるのに、分科会や感染症の偉い先生が言ってることは正しいと疑いもしない。高齢者の臨床をやっていると、血圧がちょっと高めとか、血糖値が高めのほうが明らかに元気なわけですよ。それでもガイドラインで定められた厳しめの基準値まで下げようとする医者ばかり。だから僕は偉い先生の言うことよりも、自分の臨床経験や疫学データを信じるべきだと思ってる。だけど、偉い先生の言ってることを鵜呑《うの》みにして変えないのは、日本の医者の悪いとこだと思うんですね。

鳥集　それが1点目ですね。

和田　2点目はそれとつながることなんですが、過度な専門分化。人間を全体として見ない、専門家の先生の言うことのほうが医学常識として通用してしまうんです。

アメリカに戦争で負けるまで、日本ではドイツ医学が主流でした。その頃は感染症学が医学の王道で、北里柴三郎や志賀潔のような人たちが出てきたわけです。ところが今はアメリカ医学全盛なので、循環器内科が圧倒的に強い。なぜなら、アメリカは心筋梗塞《こうそく》が多いから。

鳥集　なるほど、確かにアメリカは虚血性心疾患の死亡率がとても高いです（人口当たりで日本の約2・5倍）。

和田　そう。だから動脈硬化の原因とされるコレステロールが悪者にされるんです。みんな「悪玉コレステロール」「善玉コレステロール」というものがあると信じていますが、「悪玉（LDLコレステロール）」「善玉（HDLコレステロール）」といっても、心臓とか動脈に対してであって、悪玉といわれているLDLコレステロールは、むしろ免疫細胞や男性ホルモンの材料になる。ある臓器にとって悪玉でも、別な臓器にとっては善玉というのはよくあることなんですね。

で、どうして疫学データが大事かというと、人間ってやっぱり「合計」ですから。疫学調査でコレステロール値の高い人のほうが長生きするという結果が出るのは、心臓や動脈には確かにコレステロールは悪いけど、免疫力や男性ホルモンを高める効果があるからなんです。それだけでなく、コレステロール値の高い人のほうが、うつ病になりにくいという研究結果もある。

専門家には、足し算して人間を全体で見たらどうなるかという視点がないんです。ある科の専門家から見て正しいことが、別の科の専門家から見ると正しくないこともある。だけど専門家は、他の科の専門家には「違う」と言えないんです。

ステイホームで要介護者「激増」の可能性

鳥集　今の状況で言うと、感染症の専門家が中心になっているから、コロナをいかに減らすか、そこばかりに目が向いているということですね。

和田　そうです。だからステイホームや新しい生活様式といわれるものが、免疫や精神にどんな悪影響を与えるか、専門家は気づかない。先日も、免疫学の奥村康先生（順天堂大学医学部免疫講座特任教授）と話していたら、「こんなひきこもり生活を続けてたら、免疫力が落ちますよ」と言うわけです。感染症の予防には免疫力がすごく大事なのに、日に当たったり運動したりする機会が減って、みんな健康状態が悪くなっている。これではみんな免疫力が落ちてしまう。

ワクチンがどれくらい効くかわからないけど、ワクチン接種が進むまでは、健康増進に努めて、免疫力を高めておくべきなんです。とくにコロナの場合、無症状者が多いということは、免疫が重要な働きをしていることが明らかです。それなのに専門家もメディアも、「免疫力を高めましょう」という話をなぜかしない。

鳥集　これはすごく大事なことで、和田さんもお書きですが、自粛生活が長くなると免疫が落ちるだけでなく、外に出る機会が減って、高齢者では足腰が弱る人が増える。ひきこもっていると日光にも当たる時間が短くなるから、当然、血中のビタミンD濃度が低下して、骨が弱くなり骨折しやすくなる。それだけでなく、ビタミンDが欠乏している人は、コロナが重症化しやすいという報告も英国から出ているそうです。さらには朝日に当たらないと体内時計が狂って睡眠不足になり、認知機能低下やうつ病も発症しやすくなる。

和田　まさにそのとおりです。感染症を減らすことだけを考えたら、ステイホームは効果的なんです。実際に、昨年の日本全体の死亡者は減るだろうと予測されていました（厚労省の発表によると２０２０年は前年より９３７３人減）。なぜ減るかというと、コロナだけじゃなくて、インフルエンザも肺炎も激減しているから。こんな暮らしをしてたら、感染症にはならないですよ。だけど、肺炎やインフルエンザを減らすために、今の生活が続くことを我慢できますかっていう話なんです。

鳥集　それに、短期的にはいいかもしれませんが、長期的にみると高齢者の健康に大きな悪影響を及ぼす可能性がありますね。

和田　おっしゃるとおりです。おそらく5年くらいしたら、要介護者が激増するなどの影響が出てくるのではないでしょうか。僕は普段から高齢者を診ているのですが、先日も川崎の病院の外来に勤務していたら、ご家族が薬を取りに来る。「こんなご時世だから」って、ご本人は病院に来ないんです。

鳥集　高齢者の受診控えの話は、コロナ禍になって方々のお医者さんから聞いています。

和田　それでご家族に、「足腰は大丈夫ですか」って聞くと、「だいぶ弱くなりましたね」と言うんです。「ちゃんと歩かせてくださいね」と話したんですが、ちゃんとアドバイスをする医者は少ないのではないでしょうか。

高齢者の運転免許「返納」に潜む大問題

鳥集　本当は分科会とか医師会が自粛の話だけでなく、健康を維持する対策についてもセットで言わなくてはいけないはずですが、ほとんど聞こえてきません。

和田　そう。メタボ対策なんかが典型なんだけど、心臓や動脈の病気のことだけを考えたらやせたほうがいい。だけど疫学的には、75歳以上の高齢者はやせすぎると長生きできない。どんなことでも、あることの対策を徹底したら、他のところに副作用が出る。日本人って本当にそういうことを考えないんです。たとえば、高齢者が自動車事故を起こしたら、運転免許を取り上げる方向にすぐ動きますよね。

鳥集　一時期、高齢者のブレーキとアクセルの踏み間違え事故や高速道路の逆走なんかが盛んに報道されて、免許更新時に認知症検査が行われるようになったり、高齢ドライバーに運転免許を返納させたりする動きが加速しました。

和田　海外では自動運転をいかに実用化するかとか、安全機能をよくするという対応をするのに、日本だけは運転免許を取り上げるという方向に走るんです。しかし、高齢者の運転免許を取り上げたら、明らかに要介護率が上がる。そういう調査結果があるのをご存知でしたか。

鳥集　和田先生が書いた記事を読むまで知りませんでした。

和田　1年間にドライバーが死亡事故を起こす割合を計算すると、他の年代が2万人に1人くらいで、75歳以上は1万人に1人くらいです。つまり、高齢者のほうが死亡事故を起こすリスクは2倍高い。でも、75歳以上の人が平均あと10年運転したとしても、その間に死亡事故を起こす割合は1000人に1人。つまり、999人は死亡事故を起こさないんです。

一方で、運転免許を返納した高齢者は要介護率が6年後に2倍になるという調査結果があります。10人に1人くらいなのが5人に1人になるわけだから、高齢者の母数を考えたら、こちらはすごく大きな数字となる。「高齢者の事故が頻発している」とセンセーショナルに報道されるとみんな過剰反応するのに、はるかに大きくて深刻な問題には気づかない。コロナ対策もこれと同じなんです。

高齢者がステイホームを続けているおかげで肺炎の死亡者は減りました。だけど肺炎で死ぬ人って寝たきりのような人も多いですから、実は要介護期間を延ばしているだけかもしれない。逆にこうやって要介護の人が増えたら、最終的には平均寿命を下げるかもしれない。本当にそうなるかどうかはわからないけど、少なくとも今のコロナ対策のなかで、そういう影響はまったく考えられていないですよね。

コロナがあぶり出した終末期医療の矛盾

鳥集　ということは、死亡者は一時的に減るかもしれないけれど、いわゆる健康寿命[*1]が縮まる可能性があるということですね。

和田　健康寿命はもう間違いなく縮まります。

なのにどうして、そういうことを考えられないのかというと、やはり総合診療型よりも専門分化型の医療が優勢だからだと思うんです。日本の医療界には、よその科の専門領域を侵してはいけないみたいな不文律がある。疫学や免疫学の先生が、循環器内科のメタボ対策に文句を言うようなことがたまにはあるんだけど、すごく

＊1　健康寿命……介護を受けずに自立して生活できる年月のこと。

反発される。

鳥集　先日ご一緒した共著の『東大医学部』出版記念トークショーで、和田先生が「こういうときこそ、日本老年医学会が存在感を発揮すべきなのに」と話していましたよね。

和田　そうです。老年医学会はフレイルやロコモ[*2]の対策をすべきだって、ずっと言い続けてきたんです。自粛生活はフレイル、ロコモ対策からみたら、絶対に逆行している。自粛生活が長く続くほどまずいはずなのに、昨年3月以来なんにも言わない。

鳥集　そうですね。

和田　それから終末期医療。コロナで入院待ちや在宅療養の人が、家にいる間に相次いで亡くなっていると騒がれました。ただ、関係者から聞いた話なんだけど、その8割ぐらいは85歳以上で、「呼吸器はつけないで」というご家族が多いそうなんです。つまり、ご家族は終末期医療の現実がよくわかっていて、この年になって人工呼吸器やＥＣＭＯ（体外式膜型人工肺）はつけなくていいと思っているんです。

なのに、コロナの死亡者数を減らしたいからか、それともマスコミに叩かれるのを怖がってか、高齢者にもかなり濃厚な延命治療がされている。これも今までの老年医学会の主張とまったく逆のことが行われているんです。

鳥集 これまでは、高齢者には本人が望まないような延命治療をすべきでないという流れになっていましたよね。

和田 僕はそうした考えのなかには、実は日本人的なきれい事があると思っています。患者が苦しんでいるからとか、外から見て人間の尊厳を奪っているから延命治療をやめようという話はきれい事で、「金がないから」って正直に言えばいいと思

＊2 フレイルやロコモ……フレイルは心身の機能が衰え虚弱状態になること。高齢者は筋肉の衰えで足腰が弱くなりやすく、それがフレイルの大きな要因となる。なおかつフレイルの人は数年後の要介護率や死亡率が高いという研究がある。ロコモとは、ロコモティブシンドローム（運動器症候群）の略で、骨、関節、筋肉、神経などの障害のために、歩く、立つなど、身体能力が低下して日常生活に支障をきたすことを言う。整形外科領域で提唱された概念で、転倒、骨折や要介護の原因になるとして、高齢医学の領域でも予防が呼びかけられている。

うんだけど、それを言えないもんだから、老年医学会とかが尊厳死協会を使って、「尊厳が奪われているから」っていう言い方をするわけですよ。

実際の高齢者の延命治療を見ていると、もう意識がない状態だから苦しんではいない。それに、人工呼吸器を使うと高齢者だったら尊厳がないけど、若い脳死患者なら尊厳があるというのも、おかしな話です。結局、僕はコロナによって矛盾があぶり出されてきたと思うんですね。つまり、コロナの人は高齢者でも助けなきゃいけないっていう話になってるから、人工呼吸器をつけようということになるわけでしょ。これまでは、助けたところで元気にならないからとかいって、暗黙のうちに命の選別が行われてきたのにね。

医療逼迫が起きたのは「命の選別」をやめたから

鳥集　とても考えさせられる話です。日本医師会の中川俊男会長は、「現状のままではトリアージもせざるを得ない。助かる命に優先順位をつけなければならない」（2021年1月20日の会見）と言って、医療逼迫を訴えました。しかし、実はすでに命の選別をしていたのに、それをやめたから医療が逼迫していると。

和田　そうなんです。僕自身は、日本は世界一のベッド数なのに、なんで医療崩壊が起こるのかって疑問には思うけど、誰を生かすのかという優先順位をつけざるを得ない事態が起こったときに、これまでは死に瀕した高齢者には「人工呼吸器は諦めてもらいましょう」「過剰な点滴はやめましょう」「ＩＣＵは若い人に譲りましょう」という暗黙の了解があった。ところが、今回のコロナのせいで、「それはまずいよね」ということになった。しかし、体力のない80代、90代の人がコロナになったらすぐ重症化することなんてわかりきっている。そういう人に延命治療したら、ベッド塞ぎになるのは残念ながら当然なんです。

鳥集　これまでだったら、インフルエンザや肺炎になったとしても、人工呼吸器をつけずにそのまま亡くなった高齢者が多かったでしょうね。しかし、そうした人にまで延命治療をすることが正しいのかどうか。

和田　寝たきりになったら生きていたくないというのは嘘だと思っています。これも不思議なことで、人間ってやっぱり死にたくない生き物らしいんです。アンケートを取ると寝たきりになる前は多くの人が、「寝たきりになってまで生きていたくない」と答えるんだけど、いざそうなってみると、医療行為に感謝するのね。

これは『TVタックル』（テレビ朝日系）かなんかに出たときに、休み時間にビートたけしさんに本音で言われたことなんだけど、「和田先生さ、寝たきりになってまで生きてたくねえっていうのは嘘だよな」みたいなことを言うから、「僕も、寝たきりになっても生きていたい人のほうが多いと思いますよ」って言ったら、たけしさんが「いや、うちのババアがね」って、「生きてる元気な頃は『寝たきりになったら、たけし、殺しておくれ』って言ってたのに、いざなってみると、『たけし、ちゃんと医者に礼を包んでるか』って言った」って（笑）。人間という生き物はどんなことになっても、ぎりぎりまで生きていたいんだろうなと。

鳥集　さすが、たけしさんですね。

和田　しかも、僕も自分の父親が呼吸器につながれることになるとは思っていなかった。夜中に病院から電話がかかってきたのね。「肺炎がひどくなって、血中酸素濃度が下がっています。このままだと今日にも亡くなりますが、挿管《そうかん》してよろしいですか」って。それで、「挿管していい」って答えたんです。挿管って言っても、その場しのぎのことをするんだろうと思ってOKしたんです。父親は大阪の病院にいるので、東京から駆けつける時間も必要でした。でもその時、初めて知ったんです。挿管に同意するということは、気管切開にも人工呼吸器にも同意することになると。それから9カ月ですよ。

鳥集　9カ月も長生きされたんですか。

和田　結局人間って、肺炎になっても呼吸器につなげさえすれば生き長らえるんです。たとえ体の弱った高齢者であっても。そうやって、人工呼吸器につながれて、退院もできない高齢者によって、コロナ病床のベッドが塞がれていく現実もあるわけですよ。

自殺、うつ病、アルコール依存症

鳥集　それを解決するには、やっぱり病床を増やしていくしかないんでしょうか。

和田　結局、そういうことになると思います。ただ、現実として「コロナ病床が80代、

90代の人で占められているから、この人たちをなんとかしましょう」とは言いづらいですよね。それが通常の肺炎なら、当たり前に呼吸器をつけないで、年間で10万人もが死ぬわけです。「尊厳死」なる言葉は使わなくても、「この年齢だったら呼吸器はないよな」という暗黙の了解があるから。それが、コロナの名の下で無効になってしまった。

鳥集　このコロナ禍というのは、すごく人間の死生観が問われるものだということですね。

和田　僕もそう思います。そして、それに関連しますが、3つ目の問題点が医学のなかで人間の心が無視されているということです。

鳥集　自殺の問題ですね。これだけ自粛を強要される状況が続いていると経済的に困窮する人が増えますし、女性では夫が家にいる時間が長くなって、DV（家庭内暴力）が深刻になっているといわれています。いろんなことが重なって、自殺が増えやすい状況になっているのは明らかで、実際に昨年は約10年ぶりに自殺者が増加に転じました。

和田　そうです。それだけでなく、ステイホームで日光を浴びる量が不足すると、神経伝達物質であるセロトニンが減るので、うつ病になりやすいし、不安というものに過敏になります。また、運動不足になるとお腹がへらないので粗食になり、たんぱく質が不足します。実はセロトニンはたんぱく質を材料につくられるので、肉の少ない粗食は心の健康によくないんです。

さらに、ひきこもり生活で人と話さなくなると、ただでさえ不安な時期なのに孤独感が深まる。このようにステイホームには、うつ病の発症や悪化の条件がそろっているんです。

アルコールの問題もありますよ。夜8時までしかお店が開いていないので、家飲みが増えますが、一人で飲むと止めてくれる人がいないので、酒量が増えがちです。終電を気にする必要もないので、夜眠るまで飲むようになってしまう。ステイホームで日光に当たっていないと不眠になりやすいので、眠るためにますますアルコールに頼りがちになる。酎ハイ2缶が3缶にと増えていく。アルコール依存症もうつ病や自殺の原因になるので、これは無視できない大きな問題なんです。

鳥集　だけどコロナ分科会や感染症の専門家、日本医師会の人たちは、そうした自殺や精神疾患のリスクについて、まったくと言っていいほど言及しませんね。

和田　言ってない。まったく聞こえてこない。

ないがしろにされるコロナ禍での「心の対策」

鳥集　僕はあえて無視したいんじゃないかと勘繰っているんです。本当はわかっているけど、それを口にしてしまうと、自殺が激増したときに、自分たちの責任が問われかねない。それが怖いんじゃないでしょうか。

和田　それもありますよね。その背景として、医学教育のなかで心の教育がほとんどされていないことがあるんです。精神科の教授たちだって、みんな薬で心の治療をしようとする。カウンセリングでの治療を学生にほとんど教えない。それが日本の大学医学部のスタンスなんです。だから、心にまつわる副作用が考えられない。

鳥集　副作用というのは、自粛の副作用という意味ですね。

和田　そうです。他にも心にまつわる副作用はあって、高血圧や糖尿病の対策のために塩分や甘い物を控えろと言いますが、じゃあ余命の限られた高齢者にもずっと味気ないものを食べさせるのか。血圧や血糖値が正常になりさえすれば、医者は患者さんがつらい思いをしていても平気なんです。挙句の果てに、辛い物や甘い物を食べたら、「我慢できないのか」みたいに。

鳥集　怒ってしまうんですね。

和田　怒ってしまうんですよ。動物実験ばっかりして教授になった医者が多いからなのかもしれないけど、人間には心があるというモデルが提示されていないんです。今回のコロナ禍で心の対策がないがしろにされているのも、過度な専門分化のために心の問題を含めて総合的に人間を見ないという、日本の医学教育の根本的な問題があるんです。

とくに今回のコロナ騒ぎは、上の偉い人の言ったことは鵜呑みにするのに、臨床疫学のデータは信じない、日本の医学界の体質に大きな問題があります。森鷗外がドイツ医学を疑わないで脚気《かっけ》を感染症と思い込んだように、日本の医者はアメリカの偉い先生が言ってることはみんな正しいと思い込むのね。

アメリカは肉を一日平均約300グラム食べる国なんです。一方、日本人は肉を一日平均80グラムしか食べていない。心筋梗塞の死亡率だって、アメリカが激減した後でも日本人はアメリカ人の2分の1以下です。それなのに、アメリカが肉を減らせって言ったら、日本の循環器内科医も肉を減らせって言う。

それくらい、アメリカと日本とでは医学的条件が全然違う。コロナの死亡者数だって、日本はアメリカとは比較にならないくらい少ない。なのになんで、アメリカが怖がってる病気だからといって、日本まで怖がらなくてはいけないのか。普通に考えたら、季節性のインフルエンザよりも怖いとは言えない病気なのに、アメリカがこうなったら日本まで大騒ぎするんです。

「インフルエンザ並みじゃん」とは思う

鳥集　あの8割おじさんこと西浦教授[*3]が、第一波の時に、このまま何も対策をしなければ42万人が死ぬと言いました。今回の第三波も、何も対策をしなければ東京では一日に7000人の感染者が出ると言っていましたが、現実としては緊急事態宣言発出翌日の1月8日から減っていきました。

和田　なるわけないよね。それはアジア人が特別に今回のコロナに強いのかもしれません。僕もアメリカに住んでいたことがあるから思うんだけど、中西部だと夏は華氏100度（摂氏約37・8度）を超して、冬場は華氏0度（同マイナス17・8度）になる。それなのに、あんまり風邪をひく人がいないんです。

鳥集　そうなんですか。

和田　アジアって風邪が多いんですよ。だから日本人も、新型コロナウイルスに対するなんらかの免疫を持ってるんじゃないかと思って。

鳥集　いわゆる交差免疫説ですね。これを唱える医師が多いです。

和田　多い。欧米は風邪をひく人が少ないから、マスクする文化もなかった。

＊3　8割おじさんこと西浦教授……京都大学大学院医学研究科の西浦博教授。数理モデルや統計モデルを使って新型コロナ感染拡大をシミュレーションし、昨年4月1日の記者会見で、「人と人の接触を8割減らさないと、42万人が死亡する」というショッキングな結果を公表した。

鳥集　風邪をひく人が少ないということは、コロナウイルス自体がこれまで、あんまり入ってきたことがなかったということですか。

和田　そんな気がするんです。市井の医者としての勘やアメリカに留学したときの体験で言っているだけの話なので、もちろん仮説にすぎません。だけど、日本の場合は医学部の教授たちがアメリカの研究の後追いばっかりしている。なぜアジアではコロナの死者が少ないのか、アジアでの対策はどうあるべきかといった研究をする教授が少ない。

そもそも重症者が全国で1000人ぐらいしか出ない病気で、医療崩壊なんて起こるわけないじゃないですか。だって、毎年インフルエンザは出ていたし、僕らだって高齢者の臨床をやっていると、病院でMRSA（メシチリン耐性黄色ブドウ球菌）やインフルエンザが発生したら、MRSA部屋やインフル部屋をつくるんです。厳格に個室にするとか、別の病棟をつくるまではしないですよ。たぶん、コロナだってそれで済むんです。厳格な隔離が必要だったとしても、それで亡くなる人の多くは80代、90代の人たちだから。

鳥集　萬田緑平さんも、コロナで亡くなるような人たちの多くは、コロナでなくてもインフルエンザや普通の肺炎で亡くなるだろうと話していました。

和田　おっしゃるとおりです。「コロナは怖くない」とか、「普通の風邪だ」とかまでは、僕は言う気はないですよ。でも、インフルエンザ並みじゃんとは思う。だって例年インフルエンザでだいたい3000人から1万人が死んでいる。それに、インフルエンザだってかかったらしんどい。

「同調圧力」と「親方日の丸」

鳥集　インフルと同じにするなということも、自粛派の人たちはよく言いますよね。サイトカインストームが起こりやすく、肺炎が重症化しやすいとか、血栓症が起こりやすいとか、後遺症が残る人も多いって。

和田　確かにそうかもしれないけど、インフルエンザで合併することがある肺炎球菌肺炎だって、結構厳しいんだよ。それにコロナと決定的に違うところは、インフルエンザは脳症[*4]を起こす子どもがいることです。その後遺症がどんなものか知らないから言ってるんじゃないの。脳症が起こる確率はコロナの比じゃないよ。だからインフルのほうが怖いとも言えるわけ。脳症の後遺症を知ればね。

鳥集　これも萬田さんが話していました。風邪やインフルエンザで死ぬ人もたくさんいるけど、それでどうやって死んでいくのか、詳しく研究されたことないよねって。

和田　おっしゃるとおりです。インフルエンザだって、例年の死亡者数が3500くらいってことになってるけど、現実には関連死が1万人以上いるとされています。つまり、インフルエンザ感染をきっかけに、心不全や腎不全といった余病が悪化して亡くなる人が多いんです。今回もPCR陽性だと余病に関係なく死因を新型コロナとカウントするよう厚労省から通知が出ているから、純粋にコロナだけが原因で死んだ人は、インフルの3500人よりもっと少ない可能性がある。

しかも、風邪やインフルでどうやって死ぬのかを詳細に研究したことがないというのは、そのとおりなんですよ。コロナだけが特別の病気と思われているがために、むやみに怖がられている。インフルエンザで学級閉鎖することはあっても、こんな自粛生活を一般に強いることなんてないじゃないですか。

鳥集　にもかかわらず、今年2月に新型コロナに関する特措法と感染症法の改正が成立して、営業時間を守らない店舗や入院を拒んだコロナ患者に過料を科すことになりました。これって国家権力が営業の自由や移動の自由という私権に介入する大問題だと思うのに、野党もメディアもろくに反対しませんでした。

和田　そうです。1年に3000〜4000人しか死ななかった感染症で、有事法制みたいなものを押し付けられるなら、もう国家はなんでもできるじゃんと思ってしまう。

＊4　脳症……ウイルス感染によって起こるサイトカインストーム（免疫の暴走）などが原因と考えられている。国立感染症研究所のサイトによると、2009〜14年の6シーズンで計748例（1シーズン当たり約125例）が報告されており、その約8割が20歳未満の小児。死亡率は約6・8％で、意識障害が続くことによる知能障害や運動障害が残ることがある。一部の非ステロイド性消炎鎮痛剤（NSAIDs）が関係しているとも指摘されており、インフルエンザの解熱剤には危険性が少ないアセトアミノフェンの使用が推奨されている。

鳥集　本当に怖いことで、そういう私権の制限にかかわる大問題を、野党や新聞、テレビなどのリベラル勢力は声を枯らして大反対すべきだったと僕は思うんです。だってリベラルというのは、国家権力の介入を一番嫌う思想ではないんですか？にもかかわらず、世の中が命を守れとか、感染したらダメだという空気になって、それに抗う勇気がないんでしょう。まるで大政翼賛会です。

和田　これに関して言うと、さっきの医学の3大問題点の他に、日本人の国民性の問題点がまた3つあると思うんです。

1つ目は、法律に書かれていなくても「守らなくちゃいけない」と思ってしまう、日本人の「かくあるべし思考」というか、同調圧力の強さ。それが感染を抑えている面もあるんだけど、個人的な主張をすることが恐ろしく難しい国になっている。

鳥集　僕らもコロナを怖がりすぎるなと言いながら、余計な軋轢《あつれき》を生まないようマスクをしていますからね。

和田　2つ目は、やっぱり日本という国が命がけで自由を勝ち取った国じゃないということ。日本の自由と民主主義というのは、それこそ安倍さんの言うところの「押し付け憲法」で、アメリカからいただいたもの。一方、フランス革命やアメリカ独立戦争のように、血を流して自由と民主主義を勝ち取った国々は、「命より大切なものがある」という考え方をするわけです。フランスやアメリカには、何を言われてもマスクしない連中がいますが、マスクを着けろと言われても、「命よりも俺たちの自由のほうが大事」と反発するわけです。日本は自分で自由や民主主義を勝ち取った国ではない。だからお上の言うことにおとなしく従ってしまう。その国民性が出ていますよね。

疑うことを知らない日本人

鳥集　なるほど、わかりやすいですね。3点目はなんですか。

和田　メディアの言うことを疑わない。とくにテレビです。今回すごく恐ろしいと思っているのは、いわゆるテレビに出ている医者のほうが、学問業績がある医者や臨床実績のある医者より偉いかのような錯覚を持っている人たちがたくさんいることです。テレビに出る医者を選ぶのは、医学知識もなんにもないディレクターとかプロデューサーなんですよ。

鳥集　結局、使いやすい人が選ばれている。

和田　そうです、ラジオを聴いてたら、出演者が「医者がみんな自粛しろと言ってるのになんで聞けないんだ」って言ってたんだけど、「医者がみんな」じゃないからね。「テレビに出てる医者がみんな」、なんだ。

鳥集　お昼休みに情報番組を見ていると、毎日ずっと出ずっぱりのお医者さんがいます。感染症の専門家ならコロナの臨床や研究に忙しいはずなのに、どうして毎日こんなに長い時間テレビに出られるのか不思議です。

それこそ僕は当初、コロナのことはまず感染症の専門家に意見を聞くべきだと思っていました。でも、和田さんが指摘されているように、見事に専門オタクのタコツボというか、感染症の専門家って、こんなに物事の全体像を見ることができないのかと驚きました。つまり、感染者を減らすことしか考えていなくて、それによって起こる副作用のことをほとんど考えていない。ほんと、自分の専門領域の狭いところしか見られないのか、と。

和田　それは医学教育が悪いからですよ。さっきの日本人気質の問題点と似てるんだけど、結局アメリカ人や教授の言うことを疑うとか、疫学の数字を信じることができていない。

近藤誠さん[*5]って、それこそ数字オタクじゃないですか。だけど、この国では数字オタクの先生は叩かれちゃうんだよね、近藤さんは言いすぎなところが多々あると僕は思うよ。でも近藤さんはちゃんと臨床試験や疫学のデータに基づいて話すから。

鳥集　日本に乳房温存手術が普及したのも、抗がん剤の過剰な投与が減ったのも、近藤さんのおかげです。

＊5　近藤誠さん……元慶應義塾大学放射線科講師。1996年に出版した『患者よ、がんと闘うな』(文春文庫)がベストセラーに。がん検診や拡大手術、固形がんへの抗がん剤投与は無意味どころか、むしろ有害であると主張し、大きな話題を呼んだ。一方で当時のがん治療や権威を真っ向から否定する論調に、医学界や学内から大きな反発が起き、講師の肩書のまま大学を定年退職した。乳房温存療法のパイオニアとしての業績や過剰な抗がん剤投与を戒めた姿勢が再評価される一方で、後年主張した「がん放置療法」や医療否定的な論調を批判する医師も多い。

和田　そうです。それができたのも、近藤さんがデータ主義だからです。でも、日本ってデータ主義で教授に喧嘩を売ろうものなら、近藤さんみたいに干されちゃう。それが医学界。データよりも上の言ってることを信じろっていう宗教なんですよ。

日本に「法の支配」なんてない

鳥集　2度目の緊急事態宣言に突っ走った日本の状況というのは、「進め一億火の玉だ」「欲しがりません、勝つまでは」じゃないけど、コロナに勝つまで頑張りましょうっていう、まるで集団ヒステリーのように見えるんです。

和田　おっしゃるとおりですね。アービング・ジャニスという心理学者が提唱した概念に「集団的浅慮」というものがあります。集団による意思決定が愚かな結論に陥りやすいことを指摘したもので、今の状況はまさに集団的浅慮によるものだと思います。これが起こっている時は、異論を唱える人がコテンパンに叩かれる。

鳥集　集団的浅慮という視点で見ると、今年、ほとんどの自治体が会場に集まっての成人式を中止にしました。テレビのワイドショーを見ていると、コメンテーターたちが「新成人のなかに羽目を外して宴会したり暴れたりするヤツがいてけしからん」と口々に叱るんです。でも、エネルギーが有り余ってる二十歳やそこらの若者が羽目を外すのは当たり前じゃないですか。度を超すのはよくないですが、それこそ若者の特権です。もちろん、若者から高齢者にコロナをうつさないためにどうすべきかという問題はあります。しかし、コメンテーターたちが二十歳の頃、そんなに聖人君子だったのかって僕は思うんです。むしろ、政府の自粛要請を全部聞くような従順な若者のほうが、僕は心配になります。

和田　不倫叩きもそうですが、日本の聖人君子現象というか、コメンテーターと称する人たちは、人間ってどんな生き物かっていうことを、ほんとに考えない人たちだと思います。

今年の大学共通テストで、鼻をマスクで覆っていなかった49歳の男性が、試験監督の言うことを聞かず、失格になったという話もそうです。マスクから鼻を出すと予防効果がないってテレビで叩いていたけど、マスクは人にうつさないためのものので、自分がかからないようにする効果はないって最初は言ってたくせに。鼻マスクだとくしゃみをしたら飛沫《ひまつ》が飛ぶっていうけど、くしゃみをしてなきゃ飛ばないっていうことじゃない。つまり、もう科学じゃない。

鳥集　本人は「鼻を覆うとメガネが曇るから出してた」と言ってますね。僕もメガネをかけているので、それはよくわかります。鼻を出すこと自体はそんなに迷惑なことではないし、試験中しゃべるわけではないから、感染させるリスクもきわめて低いでしょう。

和田　つまり、うつるかどうかよりも、試験監督の言うことを聞くかどうかのほうが大事になっているんです。この国は法治国家じゃないって僕はずっと言い続けてるんだけど、法律がないものは同調圧力で守らせたり、警察が恣意的に適用を決めたりする。たとえば公営ギャンブル以外は禁止されているはずなのに、パチンコ店が堂々と換金（別の業者を使っているにせよ）しているとか、車の性能が上がったのに、いまだに昭和30年代につくった制限速度のままにしてるとか。高速道路の80キロメートル制限なんて遅すぎるし、実際に守ってない車だらけじゃないですか。警察が取り締まらなければ罪にならない。つまり、日本には「法の支配」なんてないんです。

鳥集　ほんとそうですね。今回の自粛だって、科学に基づいているとは言えません。早くも宣言翌日の1月8日にピークアウトしましたが、感染者が減ったのは自粛の効果なのか自然現象なのかわかりません。感染しても発症するまで4、5日のタイムラグがあると言われていますから、自粛の効果とは考えにくい。

和田　オーストラリアやニュージーランドは封じ込めに成功していると言う人がいますが、北半球が冬のとき、南半球は夏なんだから減って当たり前で、何を言ってるんだろうと思います。コロナウイルスの基本特性は「風邪」ですから、暖かくなれば減るわけですよ。

「感染者数」で騒いでいる限り終息宣言は永久にできない

鳥集　季節要因についても、分科会や専門家、医師会はほとんど言いませんよね。「GOTOキャンペーンのせいだ」とは言うけど。

和田　コロナウイルスの特性として、冬場に増えて夏場に減ることを考えたら、いったん感染者は減ると思います。ただ、さっきのインフルエンザで3500人が死んで、関連死が1万人という話は、ワクチンやタミフルがあっての話なんです。それを考えたら、コロナはワクチンができて、治療薬も出てきたら、もう屁のような病気じゃないですか。

鳥集 本当にワクチンの感染防御率が95%で、副作用も心配ないということであれば、重症者や死亡者は減るかもしれません。

和田 ただ、ワクチンも100%ではないので、重症者数や死亡者数が減っても、感染者数が減るかどうかはわからない。だから、感染者数で物事を決める考えをいい加減やめなきゃいけないいんだけど、日本人というのはいったん思考のフレームができたら、なかなか変えられないんです。

心理学に「フレーミング」という用語があります。心理学を経済学に応用してノーベル賞を受賞したダニエル・カーネマンは「フレーミング効果」を「問題の提示の仕方が考えや選好に不合理な影響を及ぼす現象」と定義しています。コロナの重症者や死亡者を減らすことを目標にすれば、重症病床の拡充や心身の健康増進に力を入れることになるでしょう。でも、感染者を減らすことを目標にしている限り、どんな市民生活の制限もいとわないことになる。

カーネマン自身が、いったんできた思考のフレームワークを変えるには、多大な労力がかかると書いています。世の中が感染者数で騒いでいる限りは、永久に終息宣言ができないよ。

鳥集　こんな騒ぎを続けていたら将来どうなるのかという見通しを、政府や専門家、メディアが持っていないことも怖いのですが、どう思いますか。

和田　かなりやばいですよね。2020年の日本の高齢者（65歳以上）は人口の約3割に当たる3617万人もいて、高齢化率世界一なんです。ですから、要介護者が何割か増える可能性があるという問題は、かなり重要なんですね。高齢者をひきこもらせて、要介護者が増えたら、もう介護財政が保たないかもしれないという、当たり前のことを言う人が見当たらないわけだよ。

それに若者だって、高齢者にコロナをうつす蚊のように思われている。蚊はウイルスを媒介して日本脳炎をうつすでしょ。若者はほぼ軽症か無症状だけど、「お前らは蚊なんだから血を吸うな」みたいなさ。

鳥集　うまいたとえですね。

和田　でも、そうじゃないでしょ。感染の媒介になるかもしれないけど、子どもたちや若者を動かないように縛りつけてしまったらどうなるか。リモート授業やリモートワークの普及がコロナのおかげで早くなったというメリットはありますが、学園祭や修学旅行がなくなったとか、大学に入ったのにほとんど大学に行けず友達もできないとか、一生に一度の成人式の機会がなくなったとか。彼らの将来は一体どうなるのか。

このままでは本当の危機を迎える

鳥集　近い将来の話で言うと、コロナ不況によって就職難になりそうですよね。それから、遠い将来で言うと、今、コロナ対策でジャブジャブつぎ込んでいるお金は、消費税率引き上げやコロナ復興税のような形で、今の子どもや若者たちにツケ回される可能性がある。

和田　鳥集さんが言うとおり、タダじゃないですから。何十兆円も使うとツケとして回ってくるんですよ。しかし、日本人ってそういうことに無自覚なんです。今ある千何百兆円という国の借金だって、高齢者の福祉が充実できない理由に使われてるけど、高齢者が少なかった時代に道路や箱モノを造るためにできた借金なんですよ。つまり、土建屋に儲けさせるためにつくった借金のせいで高齢者が十分な福祉を受けられないのに、高齢者の福祉を拡充すると財政がパンクするって言われてしまう。なのに、土建屋さんが豪邸に住んで、ベンツ乗って、愛人を囲っていても怒らない。生活保護の不正受給とか、生活保護なのに贅沢してるとか、そういうことは騒ぐのに。このコロナ騒ぎが、日本のいろんな歪《ゆが》みをあぶり出している。

鳥集　怒らないですよね、日本人は。このまま自粛を続けると、日本の経済はもっと疲弊するでしょう。すでに銀座や歌舞伎町では空き店舗がたくさん出ていますが、それを買い漁るのは誰かといったら、中国人かもしれない。中国人がリゾート地だけでなく自衛隊の基地周辺の土地も買っていると伝えられています。中国には「国防動員法」なる法律があって、有事の際には民間資源をすべて政府が管理下に置くことができ、民間人も国防の義務を負うそうです。中国と紛争が起こったら、日本国内のこうした不動産が破壊活動の拠点として利用されかねない。中国が国際社会において、どこまで意図的に新型コロナを利用しているかどうかわからないですが、想像すると恐ろしくなります。

和田　2020年の中国の経済成長率は2・3％で、主要国で唯一マイナス成長を回避しました。新型コロナを中国がばらまいたというトランプの発言は被害妄想かもしれないけど、新型コロナで一番得した国が中国なのは間違いありません。中国は人口が多いからGDPが2位になったのは当たり前だと言う人もいるけど、実は日本が3位を保っているのも人口が多いだけの話で、一人当たりのGDPは26位（2018年）。韓国（28位）に肉薄されているんです。この国には本当に危機感がない。

鳥集　その意味で、今回のコロナ禍はただの感染症の危機ではなくて、国家の危機なんですよね。その舵取りを間違えたことで、本当に日本がボロボロになろうとしている。

和田　コロナ禍の前、安倍さんが日本経済を立て直すために、円安誘導政策をとってインバウンド（訪日外国人観光客）を呼び込んだ。僕は円高政策論者で、日本の価値を下げる円安誘導には反対。円安に耐えられない産業は退場してもらって、ITやアニメや観光のように円高でも稼げる産業構造にシフトしていくべきだと思ってるんだけど、いずれにせよ何が言いたいかというと、インバウンドで稼ごうとしていたのに、飲食業界や観光業界を潰していいんですかという話なんです。

鳥集　コロナが終息してインバウンドが復活しても、肝心の飲食店や旅館が潰れてしまっていたら、外国人にとって魅力半減ですもんね。和田先生はGO TOキャンペーンはやめるべきだったと思いますか。

和田　人が移動することで、感染が地方に広がったのは確かだと思いますよ。でも、地方で感染爆発が起こっていますか。たとえば佐賀県なんか、2021年1月15日に陽性者が史上最高になったといっても、35人ですよ。それくらいの感染者で、県の主要産業の一つである観光を潰していいんですか。なのにGO TOを目の敵にしたり、それどころか地方の人が東京ナンバーの車を目の敵にするとか。なんで冷静に数字を読めないのかと呆れます。

鳥集　そうですよね。観光業だけでなく、昨年度（4～12月期）は日本を代表する航空会社であるＪＡＬが３０００億円、ＡＮＡが３５００億円の赤字に転落し、危機的状況にあります。

和田　そう、ＪＡＬやＡＮＡが潰れたら、割を食うのは地方の県なんです。たとえば宮崎だって、飛行機がなかったら東京から行けないですもん。

鳥集　ＪＡＬやＡＮＡを潰したら、学生たちの就職先も減ってしまう。憧れの職業だったＣＡ（キャビン・アテンダント）さんたちが、家電量販店や高級スーパー、ホテルに出向させられているという話も伝わっています。

テレビメディアの罪と罰

和田　人間というのは、不安なときには確率の低いことを恐れる一方で、確率の高いものに意外と危機感を持たないのね。そこを本来は為政者やマスコミが諭さないといけないわけです。ところが逆でしょ、日本の場合は。

そもそもなぜ官僚たちが統計を取っているかといったら、国民が不安に陥ってパニックになっている時に、「こうなる確率はこれくらいですよ」と数字を示して、間違った方向に行かないようにするためのはずなんです。

鳥集　緊急事態宣言を出すにしても、感染拡大のシミュレーションだけでなく、国民の健康や経済に関しても、将来の見通しを出すべきですよね。

和田　出さないといけないです。政府が取っている「人口動態統計」を見れば、一番大事なのはコロナの死亡者を減らすことでなくて、国民全体の死亡者を減らすことであるのはわかりきっているのです。

鳥集　そういう意味では、昨年は肺炎で死ぬ人が大幅に減って、全体の死者も減っている可能性が高い。つまり、緊急事態宣言を出さなくても、国民の個々の感染対策ですでに十分成功しているとも言える。

和田　そうなんです。僕が菅さんに一番がっかりしたのは、それなりのアドバイザーがいて、割と緩い感染対策でやっていても、GO TOを続けられるという彼なりの勝算があったはずなんです。ところが支持率の低下でGO TOをやめて、非常事態宣言に走っちゃった。すぐに世論調査にビビっちゃうんです。マスコミはマスコミで煽るだけ。識者を呼ぶんだったら、賛成派も反対派も呼ばなきゃ議論にならないのに。

鳥集　テレビはコロナの怖さを煽ってきましたから、それと反対のことを言う識者を呼んできて、間違いを指摘されるのが嫌なのではないでしょうか。

和田　それもどうかと思うけどね。そんなに建前が大事ですか。この国はやたらにテレビメディアが強くて、テレビと主戦場が違うはずのＩＴ企業でさえ、テレビで宣伝しないと売れない変な国でしょ。民主主義国家では、インターネットはさまざまな意見を見たり、統計数字を確かめたりするのに使われるんだけど、日本はネットでさえ意見の斉一化《せいいつか》が求められる。違う意見を言ったらコテンパンに叩かれる。この状況は、国の発展のためにも、とてもまずいですよ。

統計数字に基づいた政策を

鳥集　ここまでは、コロナはとても怖い感染症だということを前提に政策を立ててきたわけです。指定感染症にしても、結核やSARSと同レベルの2類相当から、インフルエンザ並みの5類感染症に落とすという話が安倍さんが辞める前に政府内にも出ていたはずですが、いつの間にかうやむやになった。政府がどこかで割り切って、「コロナはインフルエンザと同じような扱いにする」とアナウンスすることが必要だと思うんですが、どうでしょうか。

和田　僕もそう思います。唯一マスコミに対抗できるとすれば、やっぱりお上だから。菅さんたちが学者を連れてきて、コロナ分科会とは意見が違うぞって言えば、多少の議論にはなるでしょうね。

鳥集　誰かに言わせないといけないですね。尾身会長は尾身会長で頑張られたと思いますが、違う考えの人に異論を言わせる必要がある。とにかく「コロナの感染者を減らす」「医療崩壊を防ぐ」しか言わないから、和田先生の言葉を使えば、どこかでフレーミングを変えることが必要なんでしょう。

和田　フレーミングを変えないことには、いくらワクチンが普及したところで、感染者が減らない限りは、「まだまだコロナが猛威を振るっています」という話になってしまう。でも、「ワクチンのおかげで死者が減っています」と言うほうが大事じゃないですか。

鳥集　もちろん後遺症で苦しい思いをしている若者もいるんでしょうけど。

和田　でも、例外がニュースになるからね。重篤な後遺症で苦しんでる若者は、どんなに多く見積もっても100人いないでしょう。どこの国も政策というのは、統計数字に基づいて決めるんです。ところが日本は、こうした例外的なニュースで政策がコロコロ変わってしまう。

今やってることって、戒厳令レベルですから。そういう感染症が将来発生しないとも限らないですよ。一日に10万人単位で感染者が出るとか、致死率が3～4割の病気であれば、緊急事態宣言とかロックダウンというのはわかります。でも、コロナの致死率は検査陽性者数を母数にしても1・6%。検査から漏れている人も含めたら、もっと低いでしょう。しかも8月に東京都が公表したデータによると、死亡者の平均年齢は79歳でした。亡くなっている人の多くが、余病がある高齢者なんです。

「この数字で、ここまでするか」って誰だって思ってほしい。少なくとも医師には。

わだ・ひでき●精神科医。和田秀樹こころと体のクリニック院長。1960年、大阪府生まれ。東京大学医学部卒業後、東京大学医学部附属病院精神神経科助手、米国カール・メニンガー精神医学校国際フェロー、浴風会病院神経科医師などを経て、国際医療福祉大学心理学科教授。受験アドバイザーとしても著名で、27歳のときに執筆した『受験は要領』がベストセラーとなり、緑鐵受験指導ゼミナールを創業。心理学や受験関係の著作を毎年20冊以上出版するなど、旺盛な執筆活動を続けている。また、映画監督としても活躍しており、2008年に公開された『受験のシンデレラ』はモナコ国際映画祭で最優秀作品賞を受賞。最新の監督作品は『東京ワイン会ピープル』(2019年)。2020年、本書著者(鳥集)との共著『東大医学部』(ブックマン社)を出版。

第5章

〝未知のワクチン〟を打つほどのウイルスなのか

本間真二郎（小児科医／七合診療所所長）

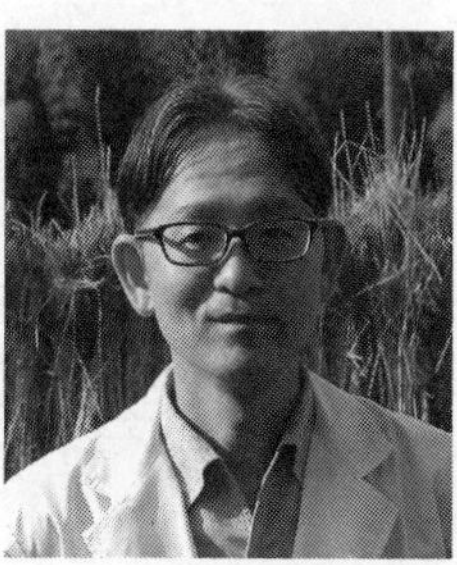

本間真二郎医師は「自然派医師」として、衣食住の改善指導を中心とした医療を実践する一方、ワクチン学、ウイルス学に携わった経験から新型コロナウイルスに関する情報をブログやフェイスブックで積極的に提供。手洗い、マスク、ソーシャルディスタンスといった「外側の軸」の対策以上に、自分の免疫力、抵抗力、解毒・排出力を高める「内側の軸」が大事だと説く。また、ワクチンに関しては、まったく未知のタイプ（遺伝子ワクチン）であることから、安全性と有効性について疑問を呈している。

検査数が減れば陽性者数も減る

鳥集　2度目の緊急事態宣言が出てから、陽性者がだいぶ減ってきました。テレビは緊急事態宣言の効果が出てきたかのように報じています。現状をどうご覧になっていますか。

本間　緊急事態宣言の2週間後頃から検査数を減らしたことが大きいと思います。検査数が減れば、陽性者数も減りますが、意図的かどうかはわかりません。でも、明らかに検査数が減っています。

鳥集　保健所は高齢者施設や医療機関、家族以外の濃厚接触者の追跡を縮小したと報道されています。

本間　そうみたいですね。クラスター対策の一環で、軽症や無症状の人を含めて症状の有無にかかわらず最大限検査して陽性者数が増えていたとも言えます。

鳥集　感染症というのは、ダーッと増えたと思うと、サーッと引くとも言われます。今回の陽性者の減少は、自然変動ではないかとも思うのですが。

本間　もちろん、それもありますね。感染症は一般的に山なりの曲線を描きます。ピークを過ぎて、自然に減ってきているとも説明できます。

鳥集　いずれにせよ、緊急事態宣言の効果かどうかはわかりません。

本間　わかりません。ロックダウンについての論文でも、効いているという報告と効いていないという論文があり、真っ二つに割れています。データというのは解析の仕方次第で、ある程度どのようにでも結論を出せますので、立場による解釈とも言えるのです。効いているというデータを出したければそのように解析できるし、効いていないというデータを出したければそのように結論を誘導できます。ロックダウン推進派はポジティブな数字を出してくる、一方で反対派は当然ネガティブな数字を出してきます。だから論文を読んでいても、何が何だかわからなくなる。ある論文を見たら、ロックダウンがものすごく効いている、別の論文はまったく効いていないということになってしまいます。

データは解析次第でどうにでもなる

鳥集　先日、西浦先生たちの論文[*1]が話題になりました。GO TOトラベルが始まったことによって感染者が増えた可能性があるという内容で、ニュースにもなりました。あの論文は、GO TOトラベルがスタートした直後の期間を解析対象にしていて、ツイッターなどでは8月のお盆以降にはむしろ旅行関連の感染者の割合が減っていると指摘されていました。

本間　先ほど言ったように、解析次第でどのような数字にでもなるということです。西浦先生は理論疫学の専門家で数理モデルの第一人者だと思いますが、第一波の時、「人と人との接触を8割減らさなければ42万人死ぬ」と予想されていましたよね。経験したことのない感染症ですので、専門家も誰もわからない状態で予想しなければならない状況だったと思います。しかし、現実というものはまったく理論どおりにいかないことは、多くの人が理解されたと思います。理論的に素晴らしいことや格調の高い雑誌に載っているから正しいわけではありません。特定の誰かを非難し

＊1　西浦先生たちの論文……西浦博教授ら京都大学の研究グループが、国際的な医学雑誌『ジャーナル・オブ・クリニカル・メディシン』に発表（Asami Anzai and Hiroshi Nishiura: "Go To Travel" Campaign and Travel-Associated Coronavirus Disease 2019 Cases: A Descriptive Analysis, July–August 2020 :J Clin Med. 2021 Feb; 10(3): 398.）。昨年（２０２０年）5月から8月にかけて24県で報告された新型コロナの陽性者４０００人を分析したところ、およそ20％が旅行関連とみられる感染者だった。また、ＧＯ ＴＯトラベルが始まった7月22日からの5日間の旅行関連の感染者は前の週の5日間と比べて1・44倍、観光目的に限定すると2・62倍になっていたという。

てはいけませんが、専門家とされる人の予想が必ずしも当たるわけではなく、理論だけで現実を予測するのは限界があるということなのだと思います。

鳥集　当初僕も、西浦先生は研究者として素晴らしい仕事をする人だと思っていました。けれども、今回の論文には政治性を感じてしまったんです。実際、感染症の専門家たちは、こうした研究が出る前から、「GO TOトラベルがコロナを広げている」と言ってきました。

本間　結論ありきの数字のようにも見えますね。

鳥集　はい、見えてしまいます。実際に西浦先生ご自身が「西浦教授が『GO TOトラベル研究』への批判に応える」（『m3.com』2021年1月29日付）という記事の中で、「私が今回、単純な比を利用した記述疫学研究を報告したのは、私自身は感染症制御をする立場から、『GO TOトラベルという政策が制御を考える上であり得ない』という感染症疫学専門家としての信念があるためであることは否定するものではありません」と書いています。

本間　逆にもしGO TOを推奨するんだったら、GO TOは感染者増加に関係なかったというデータも出せると思います。数字というのは、そういうものですから。

鳥集　このような政治的な意図を感じる論文を出していると、かえって専門家の信頼を失ってしまうのではないでしょうか。

本間　はい。専門家であっても実際はほとんどわかっていないということなのです。そのなかで予想を出すことは難しいことだと思いますが、それが専門家に求められることでもあります。

鳥集　こうした専門家の予想や解析結果に基づいて、緊急事態宣言の発出やGOTOキャンペーンの中止などの政策が決められていくのだとしたら、疑問を感じざるを得ません。

本間　それに加えて、間もなく経済的なダメージにしても自殺者の増加にしても、目に見えるかたちで出てくるはずです。

感染症対策で重要なのは「内側の軸」

鳥集　そこで、改めて本間先生にうかがいます。2度目の緊急事態宣言で飲食店がターゲットにされて、「お酒は夜7時まで、8時には閉めなさい」と要請されましたが、どう思いますか。

本間　緊急事態宣言の評価自体は科学的検証が必要で、まだ結論を出す段階ではないと私は思っています。ただ、いつも言いますが、感染症対策には2つの軸があります。「外側の軸」と「内側の軸」です。

「外側の軸」というのは、自分の外から来る敵であるウイルスを防ごうという対策です。手洗い、マスク、ソーシャルディスタンス、ロックダウン、これらはすべて外側の軸です。もちろん、これらにも意味はあると思います。でも、それ以上に私は「内側の軸」のほうが大事だと思っています。つまり、自分の免疫力、抵抗力、解毒・排出力を上げることで、ウイルスに対抗する力を高めようという対策です。

鳥集　でも、政府のコロナ分科会や感染症の専門家たちが言っているのは、外側の軸ばかりですね。

本間　私は外側の軸の対策は必要ないとか、間違っていると考えているわけではありません。ただ、それ以上に大事なことを忘れていませんかと言っています。内側の軸のほうが本質ではないですか。もちろん、コロナ流行の時期は、一人ひとりの接触を減らすことで感染拡大のスピードは落ちます。しかし、インフルエンザと比べてもそれほど勢いがある感染症ではないことがわかりましたし、ウイルスがゼロにならない限り、外側の軸の対策はやってもやってもきりがありません。そして新型コロナは、何をやってもゼロにはなりません。

やればやるほど人々が疲弊していきます。すでに第一波、第二波で相当疲弊していて、今回の第三波でますます疲弊しましたよね。それにともなう経済的なダメージもそうだし、自殺者の増加もそうです。それ以上に、私はいつも言っていますが、子どもたちにも大きな影響があります。それらにはタイムラグがあって、今後、どんどん膨らんでいく可能性があります。

ですから、ロックダウンはダメだとか、手洗いはするなと言うつもりはありません。だけど、本質ではないというのが私の意見になります。

免疫力が上がる「自然な生活」とは正反対

鳥集　どうして、外側の軸の対策が本質ではないとお考えになるのですか。

本間　亡くなっている人の多くが高齢者や基礎疾患のある方で、リスクのある人がはっきりしています。リスクが高い人と低い人がいるということは、本質はウイルスのほう（外側）にあるのではなく、それをもらった人のほう、つまり内側にあるということだからです。基礎疾患のある人は血管や臓器の機能が悪くなっている、すなわち老化が進んでいるということになります。老化自体は自然なことで、悪いことではありませんが、基礎疾患はそれを早めてしまうということですね。ですから、まずは、そうならない生活をすることを一番重要な基本の対策にすべきだと思います。

鳥集　それは今回の新型コロナに限らず、あらゆる感染症や病気に対して言えることですよね。その内側の軸の対策というのは、具体的にはどんなことをするべきなのでしょうか。

本間　自分の免疫力、抵抗力、解毒・排出力を上げる、つまり自分の内側を整えることです。それは日常生活にかかっています。日常生活のすべてが、自分の身体と健康状態をつくっていきますので、それを改善するのが基本となります。簡単に言うと腸内細菌を元気にする生活になります。腸内細菌を元気にすれば、免疫力、抵抗力、解毒・排出力も上がります。それを衣食住の面から根本的に考えて実行することを私は指導しています。

鳥集　食で言うと発酵食品を食べるとか、添加物をなるべく摂らないということですか。

本間　そうですね。その方法論はたくさんあるのですが、わかりやすく言うと、「余計なことをしない」です。何か高価で特別なものを食べるとか、健康食品やサプリメントを摂ることではなく、まずは不自然なもの、たとえば、農薬、添加物、精製食品、加工食品、放射能、遺伝子組み換え食品などを極力摂らないことです。簡単には、腸内細菌を元気にする生活をして、腸内細菌にダメージを与える生活をやめること。日本人なら和食をベースに発酵食品や食物繊維を摂って、よく噛むことです。衣食住は、腸内細菌や環境にいいものを選択しましょう。

鳥集　高齢者をよく診ている医師に取材すると、コロナを怖がって外にあまり出なくなった、散歩をやめてしまった方が多いと聞きます。そのために足腰の弱った人が多く、将来的に要介護者が増えるのではないかと心配されています。本間先生は自粛生活が続いていることについてどう思われますか。

本間　自分の力を上げるという面でみると、すべて正反対の方向に向かっています。たとえばマスクだって、感染拡大を防ぐ効果はゼロではないと思います。しかし、マスクを着け続けると酸素の取り込みが減り、二酸化炭素濃度が高くなるから、明らかに健康にはよくありません。手の消毒にしたって、皮膚を守っている皮脂や常在菌まで排除しているわけだし、手荒れの原因にもなる。

私の言う健康的な生活って、何も難しいことを指導しているわけではなくて、「自然のリズムに沿って生活をしましょう」ということなのです。外に出て日に当たり、土や水に触れ、深呼吸をして、体を適度に動かす。

ところが今は、家の中に閉じこもって、日光に当たらない、土にも水にも触れない、深呼吸もしない。身体は冷え、ストレスはたまる。自分の力を上げるという面から見ると、まったく真逆のことを指導されています。高齢であっても「調子が良い」と感じられる心身の状態を整えておくことが大切です。今のような制限が続くと、より免疫力を落とすことにつながりかねません。

それに加えて、メンタルに対する悪影響もあります。人間にとって一番のストレスは、自分のやりたいことができないことなのです。コロナの対策って、まさにそれになります。ソーシャルディスタンスで人との距離をとり、アクリル板で隔てられて、外出してはいけない、大きな声を出してはいけない、みんなで食べてはいけない、旅行してはいけないとか。そうした対策の悪い影響が、今後、とくに子どもたちに出てくるのではないかと心配しています。

自粛生活による一番の被害者は子どもたち

鳥集　本間先生は小児科医ですから、子どもの患者さんを多く診ていますよね。

本間　大切なのは、子どもたちに対する対策は後戻りできないことなのです。大人だったらやりたいことがあっても、「今年は無理でもまた来年」と考えられます。

でも子どもは違います。3歳の1年間の経験って、3歳の時にしかできないのです。5歳、7歳の時の1年間も、後になってからでは取り返しがつきません。だからブログやフェイスブックに、子どもたちに対する影響が一番大きいといつも書くのです。

しかも子どもたちはコロナに対して最も安全な世代ですよね。20歳未満はまだ一人も亡くなっていません。インフルエンザだったら脳炎・脳症で亡くなることがありますが、コロナで脳炎・脳症を含めた死亡例は報告されていません。ですから低年齢にはきわめて安全な感染症なのです。なのに、自粛生活によって一番危害を被っています。

また、大人は、パフォーマンス的なマスクや手洗い消毒を行っていれば、外食やショッピングなど、それなりの日常生活を保つことができている。一方で学校では、子どもたちに感染対策を徹底するよう指導しています。

鳥集　本間先生の住んでいる栃木の那須地域はかなり自然豊かなところですが、それでもコロナで子どもたちに制限が出ていますか。

本間　栃木県も緊急事態宣言が出ていますので、状況はほとんど同じです（栃木県は2月8日に先行解除）。地域の施設のほとんどが閉まっており、お祭りをはじめとするイベントも次々と中止になっています。近くの水族館やイベント施設も閉まっているので、子どもたちをどこにも連れて行けなくて、「学校まで散歩しようか」とか「裏の山を見に行こう」くらいしか言えません。

鳥集　確かに私の住んでいる地域の公民館もイベントが中止になり、学校では運動会の観覧や授業参観もなくなりました。1回目の緊急事態宣言のときは公園も封鎖されていました。また、学校では体操の時間ですらマスクを着けたままで、給食時間は机を寄せずに前を向いたまま、黙って食べるよう指導されているそうです。そうしたことによって、子どもたちにどんな影響が出ると思いますか。

本間　一番わかりやすいのはマスクだと思います。マスクによって表情が見えなくなる。子どもは、親にしても友達にしても先生にしても、相手の表情を見ながら育っていきます。無邪気にじゃれ合って、肌と肌をくっつけながら。友達同士だって唾を飛ばし合って、ギャーギャー騒いで、じゃれ合って育つのが子どもじゃないですか。それができないということです。それが子どもたちの発達にどんな影響を及ぼすのか、考える必要があります。

あらゆる感染症が激減しているという「怖さ」

鳥集　表情が見えないことで、コミュニケーションが苦手な人が増えるといったことでしょうか。

本間　そうです。とくに非言語的なコミュニケーション能力がちゃんと発達するんだろうかと心配になりますよね。

鳥集　あるいは、「唾を飛ばし合う」とお話しされましたが、そもそも人間というのは無菌状態で成長していくわけではなく、生まれてからの過程でさまざまな細菌やウイルス、ホコリ、チリなどに触れながら育ちます。

本間　赤ちゃんは、そういった細菌やウイルスをむしろ積極的に取り込んでいます。赤ちゃんはどこを触っても、全部口の中に持っていきますよね。赤ちゃんは外部のものをブロックしようとはまったく思ってなくて、むしろ毎日毎日取り入れて、細菌やウイルスにどう反応すればいいかを身体が学習し、免疫系を育てていく。それが人間の成長だと思います。

国立感染症研究所が「感染症発生動向調査」を行って週報を出していますが、それを見て、私は愕然《がくぜん》としました。ありとあらゆる感染症が激減しているのです。たとえば子どもがよくかかる手足口病《てあしくちびょう》とかヘルパンギーナとかロタウイルスとか。子どもが当たり前に感染して、免疫をつけていく感染症がほとんどなくなっている。私はあれを見た時、人類の滅亡が近いのではないかというくらいの衝撃を受けました。

鳥集　手洗いや消毒の徹底、ソーシャルディスタンスが、コロナ以外の感染症も減らしているのかもしれません。

本間　もちろん命にかかわる感染症には、かからないよう工夫する必要があります。でも、毎日毎日、菌やウイルスと接触することで、外敵との戦い方や免疫の調整の仕方を身体が覚えていくのが子ども時代なのです。しかし、それができなくなっている。手足口病のような風邪よりも軽い感染症ですら、経験できなくなっている。

免疫が学習できないまま育った子どもは、逆に免疫が暴走する可能性もあります。コロナでも、サイトカインストームが起こるといわれていますが、現代人が細菌やウイルスを遠ざけてきたことが、そういった免疫暴走の現象と無関係ではないかもしれない。コロナ自粛のせいで、それに拍車がかかるのではないか。そんなふうに思えてならないのです。

鳥集　僕もコロナでサイトカインストームが起こる人がいる一方で、無症状や軽症で終わる人が多い理由の一つには、免疫暴走が起こりやすい人とそうでない人の違いもあるのではないかと思っていました。もちろん、素人考えですが。

本間　その可能性もあります。外側の軸の問題ではなく、内側の軸の問題です。現代人は細菌やウイルスを遠ざけて、学習する機会を減らした結果、免疫系が暴走しやすくなっています。その暴走に歯止めをかけてくれるのが腸内細菌なわけですよね。だから腸内細菌を元気にしましょうと私は言っています。

鳥集　僕も腸内細菌に詳しい研究者に聞いたことがあります。赤ちゃんの腸内にはミルクや離乳食だけでなく、細菌やウイルス、ホコリ、チリ、花粉、ダニの死骸や糞など、様々なものが入ってくる。腸には多くの免疫細胞が集まっていて、毎日それらに触れることで、身体に害があるものとないものとを見分ける学習をしていく。そして免疫細胞が「有用である」と認識した細菌が、腸内細菌として定着していく。腸内細菌には食べ物や害のないものに過剰反応しないよう、免疫のバランスを整える働きもあると聞きました。

本間　そうです。細菌やウイルスと毎日触れ合っているからこそ、免疫をバランスよく調節する能力がつくのに、今はありとあらゆる細菌やウイルスを徹底的に排除し続けています。

子どもたちに対するこれからの影響は、本当に計り知れません。

鳥集　将来的に、ちょっとした感染症でもサイトカインストームが起こってしまうとか、食物アレルギーやアトピーが増えるとか、そういうことがあり得るということですね。

本間　そのような側面もあると思いますが、それ以上にありとあらゆる病気が増える可能性があります。実は多くの病気のベースに免疫の調節障害や慢性炎症がかかわっています。膠原病《こうげんびょう》や関節リウマチなど自己免疫疾患といわれる病気はもちろんのこと、糖尿病だって脂肪細胞に免疫細胞が反応することで起こる慢性炎症とする考えがあります。そのコントロールができないから病気になりやすくなっているのです。それに、細菌やウイルスは、本当は人間にとって敵ではありません。

「専門家」に丸投げの政府

鳥集　敵じゃないとは、どういうことですか。

本間　たとえば、日本人がインドやフィリピンに旅行したら、水道水を飲むだけで下痢をします。しかし、向こうの細菌が怖いのかと言ったら、現地の人には悪さをしない。つまり、細菌が悪いのではなく、我々の身体のほうがその土地の風土に合わなかったり弱くなったりしているだけなのです。それと同じようなことが、現在地球規模で起こっているということです。本来は敵じゃないのに、過度に排除したり、人との触れ合いを遠ざけたりしているから、敵になってしまっていると考えることもできます。

鳥集　政府のコロナ分科会や感染症の専門家たちは、とにかくウイルスを排除することばかりを考えている。そして、それによって起こり得る副作用を軽視しているように見えます。なぜだと思いますか。

本間　それはいわゆる「専門家」だからだと思います。医者の使命は1％でもその病気を防ぐことです。でも、そこばかりにフォーカスしたら、他のものには目がいかなくなります。あの「42万人が亡くなる可能性」の予想にしても、狭い領域ではあっても科学的にはなんの間違いもないと思います。しかし、科学は、大局というか全体がまったく見れないのです。だから大きく間違ってしまうことがあるのです。

もっと広い視野でマネジメントできる人が必要です。でも、政府には、いわゆる専門家に対して物申す人がいません。ゼネラリストというか、全部を見通して、バランスの取れる人がいない。医者は自分の専門分野は得意なのですが、どうしても自分の専門以外のことは、それぞれの専門家任せになっています。それに対して、とくに日本はそうなんですが、物申しちゃいけないみたいな雰囲気が自然に醸し出されています。

鳥集　本当は西浦先生ご自身も「42万人」が大外しだったことはわかっていると思うんです。でも、飲食店の時短要請やGO TOキャンペーン中止で多くの人が経済的ダメージを受けたとか、自殺が増えたことを認めてしまうと、自分たちに大きな責任が降りかかりかねない。それを恐れているのではないかと最近は思うようになりました。でも、そろそろ子どもたちのためにも、コロナ騒ぎをやめなければいけませんよね。

本間　そうですね。最初の頃は情報も少ないし、専門家も知らなかったわけだから、きつめの対策をするのは、むしろ当たり前と言っていいような気がします。しかし、第三波まできたら、だいたいの数字やパターンは見えてきています。今まで行ってきたことをどうこう言っても仕方ありませんが、大事なのはこれからどうするかだと思います。

「遺伝子ワクチン」とは一体どんなものなのか?

鳥集　そこでぜひうかがいたかったのが、本間先生がNIH(アメリカ国立衛生研究所）でも研究されていたワクチンです。ファイザー（米）＆ビオンテック（独）とモデルナ（米）のワクチンが、臨床試験で感染予防効果95％と非常に高い数字を出しました。すでに欧米では接種が進み、日本でも医療関係者や高齢者から接種が始まります。医師のなかにも期待している人もいれば、慎重な態度を取っている人もいる。本間先生はどう考えていますか。

本間　ワクチンの本当の評価は、欧米や国内での接種が一巡しないとわかりません。しかし、効果よりも、まずはファイザーやモデルナのワクチンがまったく新しいタイプのワクチンであることを考える必要があります。とくにmＲＮＡワクチンやＤＮＡワクチンなどの遺伝子ワクチンを人に使うのは初めてになります。

たとえば、エボラ出血熱のような感染したら3分の1とか半分が亡くなるようなウイルスでしたら、ワクチンの心配は後回しに考えてもいいかもしれませんが、今回のコロナはどうみたって、そのようなレベルの感染症ではありません。昨年（２０２０年）1年間の日本での死亡者は３４５９人です。関連死も含めると1万人から4万人ほども亡くなるインフルエンザに比べたら多くはありません。ＰＣＲ

検査で「陽性」だった人は全員コロナ死とカウントされており、これはインフルエンザでは関連死に相当しますので、純粋にコロナで亡くなった人はもっと少ないことになります。このように、病気の重症度から考えると、未知のワクチンを、リスクを冒してまで打つ必要はないと思います。しかし、政府や専門家は国民全員に打つ勢いで準備を進めています。

鳥集　今回のワクチンの大きな問題点の一つがそこだと思います。ウイルスの遺伝子の一部を送り込んで、ヒトの細胞に取り込ませるわけですから、長期的にどんな影響があるかわかりません。日本の感染症対策の中心的施設である国立国際医療研究センターのQ&Aには次のように書いてあります。

「理論上、ヒトのDNAに影響を与えることはありません。DNAは細胞の核内にありますがmRNAは核内に入ることができません。また、mRNAはDNAに変わることもできず、ヒトのDNAに組み込まれることもありません。mRNAは数日で分解され、体内に留まることもありません」

本当にこれを信じていいのでしょうか。

本間　現時点ではわかりません。細胞がたんぱくをつくり出すときに、DNAからRNAに遺伝子を転写するのが生物の基本ですが、RNAをDNAに戻す「逆転写酵素」というのもありますので、人間の遺伝子に影響を与えないとも限りません。

そもそも、10～50％とかいろんな説がありますが、ヒトの遺伝子の多くがウイルス由来ではないかとも言われています。過去にそんなことは当たり前に起きていたと思います。ですから、今回接種されるmRNAが、何らかのかたちで我々の遺伝子に取り込まれてもまったく不思議はありません。

鳥集　それが悪さをしないか、おとなしくしてるか、どちらかわからない。

本間　はい。まったくわかりません。高熱が出たとかアナフィラキシーショックを起こしたというような短期の副作用ではなく、10年後や20年後の、とても長いタイムラグの後に出るようなものも、あるかもしれないのです。

鳥集　そもそも、通常、ワクチンは開発に5～10年かかります。それを1年足らずの間に実用化したわけですから、長期的な安全性はまったくわかりません。本間先生が今おっしゃったような影響は、10年どころか、20年、30年経たないとわからないでしょう。

本間　そういうことです。不活化ワクチンや組み換えたんぱくワクチンのように、これまで使われてきたものであれば、ある程度の予想をすることはできます。しかし、遺伝子ワクチンは、何年も後にがんを引き起こす可能性や、若い人に打つと生殖細胞に問題が起こって次世代に影響を与えるとか、いろんなことを考えなくてはいけません。

医学界でワクチン批判がタブーな理由

鳥集　2021年1月、ノルウェーでは約4万2000人に1回目のワクチン接種を終えた段階で、接種後に33人が死亡したと伝えられました。いずれも75歳以上で深刻な基礎疾患のあった高齢者と伝えられています。当局者は「ワクチンが直接の原因だと証明するのは困難」と話しており、その後、続報はありません。

ただ、ファイザー&ビオンテックのワクチンには重い副反応として発熱や頭痛があります。

僕はこのニュースを見て、健康な人には耐えられても、体力の衰えた高齢者は副反応で命を落とすこともあり得るのではと思ったのですが、この点についてはどうでしょう。

本間　もちろんあり得ます。実際に、ワクチンを開始した国では、すぐにかなり重篤な副作用が報告されています。健康な人でもつらいのに、ちょっとしたきっかけで命を落とすような体力の衰えたご高齢の方だったら、副反応で命にかかわる可能性もあります。

鳥集　2月13日には、アメリカでワクチン接種後に死亡した事例が1170あったと報道されました。これは全接種者の0・003％に当たるそうです。ワクチン以外の要因で亡くなった人も含まれるでしょうし、決して多いとは言えないかもしれません。しかし、問題は限られたメディアでしか報道されていないことです。世間にはほとんど伝わっていません。「ワクチンの不安を煽る報道をするな」と推進派から猛反発されるので、こうした情報の報道が抑えられているのではないかと感じます。

それで、僕が一番悲しいと思っているのが、「反ワクチン」という言葉です。こうしたネガティブなことを言っているからと言って、ワクチンのすべてを否定したいわけではないんです。しかし、「こういうリスクがあり得るのではないか」と言ったり、「ワクチンの被害を受けた」と訴えたりすると、すぐ「反ワクチン」というレッテルを貼って攻撃する人がいる。ワクチン推進派というより、「反反ワクチン」と言うべきだと思うのですが。

本間 ワクチンの推奨派も反対派も両方とも問題があると思います。どちらも頑に自分たちの意見を押し付け合うだけで、相手の意見を聞く姿勢がみられません。ですから、叩いたり、叩かれたりするのです。ワクチンは法律的に義務ではないのですから、互いに相手を非難し合うのではなく、自分たちは自分たちのしたいように「受けたい人は受ける、受けたくない人は受けない」という当たり前のことができる社会にすることが大切だと思います。

鳥集 ワクチンに対して疑問を呈すると、医学界では、なぜ「反反ワクチン」みたいなことになってしまうのでしょうか。

本間　いくつも理由が考えられます。まずは、医学界自体が「ワクチンは絶対善で強く推奨すべき」という結論ありきで動いているからでしょう。これは、はじめから答えが決まっている方程式のようなものです。私たち医師は、医学教育の段階で、予防にまさる治療はなく、予防の最も医学的方法が予防接種ということを徹底して教えられます。

次に、学会や権威の問題があります。とにかく教授や指導医、先輩医師など上が言ったこと、いわゆる権威がある人には逆らえない。それに逆らうと実質、医師は仕事を続けることができません。

さらに、医学の分野が専門化しすぎたことも関係があります。医師は自分の専門分野以外、とくに予防接種のように誰でもできる仕事は、ほとんど関心を持ちません。関心のない分野で、何が起こっても自分たちの責任が問われることはなく、経済的にも潤っているのであれば問題意識を持つことはなくなります。

鳥集　本間先生も小児科医ですが、小児科の開業医にとって定期接種やインフルエンザのワクチンは、子どもが感染症にかからず受診の減る「夏枯れ」などの時期の食い扶持になっているという話を聞いたことがあります。

本間　小児科は最も大変な仕事であるわりに収入が最も少ない科の一つです。ワクチンが収入面の一部を支えていることは事実として間違いないでしょう。しかし、多くの小児科医は儲けのためにワクチンを接種しているわけではなく、純粋に子どもたちへのメリットを期待して行っていると思います。ただ、たくさんの予防接種をすることにより、長期的には様々な病気が増える可能性があることについては、ほとんどの医師が知らないのが現状です。

ワクチン接種に反対の論文を書いた医師が免許取り消し

鳥集　「ワクチンが病気をつくる」って、どういう意味ですか。

本間　ブログに出しましたが、昨年、子どものワクチン接種に関して重要な論文[*2]が出ました。２００８年から19年の間に生まれた米国の子どもで、ワクチンを一つも接種していない５６１人と一つでも接種した２７６３人を対象に、ワクチン接種回数と病院の受診率を解析した研究です。その結果、ワクチンの接種回数が多い人ほど、様々な病気で病院を受診する回数が増えるという結果が、はっきりと出たのです。

ワクチン未接種の子どもに比べ、接種した子どもでは、アレルギー性鼻炎、貧血、喘息《ぜんそく》、胃腸炎、湿疹《しっしん》、副鼻腔《ふくびくう》炎、行動の問題などほとんどの病気で、明らかに受診回数が大きく増えていました。一方、ワクチンの対象となった感染症の発生は確かに減っていました。この論文は、ワクチンを一つも受けていない子どもを含めた初めての本格的な調査と言ってよく、これまでワクチンの副作用が過小評価されていた可能性を強く示唆しています。

鳥集　ブログを拝見しましたが、本当なら驚くような結果ですね。

＊2　子どものワクチン接種に関して重要な論文……James Lyons-Weiler, Paul Thomas: Relative Incidence of Office Visits and Cumulative Rates of Billed Diagnoses Along the Axis of Vaccination: Int J Environ Res Public Health. 2020 Nov 22;17(22):8674. 詳しくは、本間医師のブログ「自然派医師のブログ」2021年1月27日付「子どもへのワクチン接種の副作用の明確な証拠が論文で示されています」を参照。

本間　しかも、この論文を発表した医師の一人は、医師免許を取り消されています。

鳥集　え、それはデマを流布したといった理由ですか。

本間　理由ははっきりしません。しかし、この論文は、はっきり言って科学的にはほぼ文句のつけようのない論文です。だから医師免許取り消しは、論文の内容などの科学的な理由ではありません。ワクチンに反対したということだと思います。

鳥集　要するにカルト的なことを言っていると。

本間　イギリスのアンドリュー・ウェイクフィールドのこともご存知ですよね。

鳥集　ええ、「MMR（新三種混合）ワクチンで自閉症」になるという論文を『ランセット』（世界的に権威のある医学専門誌の一つ）に出して大問題になった人ですよね。科学的に間違った論文を出したおかげで、それを信じた人たちがワクチン接種をやめてしまい、麻《ま》しん（はしか）を流行させたトンデモ医者だとワクチン推進派から批判されています。

本間　ウェイクフィールド氏も論文全撤回のうえ、医師免許を剥奪されました。今回の論文はまだ取り消されてないけど、時間の問題かもしれません。

鳥集　どうしてワクチンが、他の病気をつくることがあり得るんでしょう。

本間　すべてが不自然だからではないでしょうか。ウイルスを毒性がないように処理したり、遺伝子組み換えでウイルスたんぱくの一部をつくったのがワクチンです。そのような不自然なものを、不自然なルートで強制的に接種するわけですから、不自然なことが起こっても不思議ではありません。普通、ウイルスは鼻や口、目などの粘膜を経由して入ってきます。ところがワクチンは皮下注射にしても筋肉注射にしても、強制的に無理やり身体の中に入れます。そんなこと自然にはまずあり得ません。

さらに、ワクチンには保存料としてチメロサールという有機水銀や、アジュバント（免疫反応を高めてワクチンの効果を増強する添加物）としてアルミニウム塩などが使われています。一応、安全基準は満たしているとされていますが、赤ちゃんの時からのワクチン接種は1回では終わりません。何回も接種して積み重なっていくわけですから、どういうことが起こるかわかりません。

鳥集　人類はワクチンによって天然痘を撲滅しました。ワクチン推進派には、その成功体験に基づく信念もあるのではないでしょうか。

本間　天然痘はワクチンが撲滅したということになっていますが、実はこれにもいくつか疑問点があります。仮に、ワクチンにより撲滅したことが事実でも、これは天然痘が特殊なウイルスであったからであり、他の感染症にはまったく当てはまらないんです。まず、体じゅうにあばたができて、誰が見ても感染したことがはっきりわかる。また、感染経路が追いやすいので、封じ込めしやすい。でも、どんなウイルスでも、天然痘と同じことができるわけではありません。

ワクチンの有効性も疑問

鳥集　ファイザー&ビオンテックとモデルナのワクチンは、治験段階で感染を防ぐ有効率が95%という結果が出ていますが、果たして天然痘のようにコロナをゼロにすることができるでしょうか。

本間　有効率というのは、かかっていない人のことをまったく計算に入れていません。数字を簡単にして言うと、偽物のワクチンを打った1万人のうち100人がコロナに感染したのに対して、本物のワクチンを打ったら1万人のうち5人に減ったというのが有効率95％の意味です。

鳥集　割合から言うとワクチンを打たなくても1万人のうち９９００人はコロナにかかっていないわけですから、ほとんどの人を無視していることになりますね。

本間　そうですね。ワクチンの有効率は感染率の低い感染症ではあまり意味を持ちません。ワクチンの効果が果たして何カ月続くのか。それに、世界的に権威ある医学誌の一つ『ＢＭＪ（英国医師会雑誌）』の副編集長が、ファイザーのワクチンの有効性に疑問を呈する論説[*3]を出しています。ＰＣＲ検査で陽性の人だけを感染者としてカウントしているのですが、実はＰＣＲでは確認できなかった感染疑い例が除外されていて、それを含めて計算し直すと、ワクチンの有効率は19％、接種後7日以

＊3　『ＢＭＪ（英国医師会雑誌）』の副編集長が、ファイザーのワクチンの有効性に疑問を呈する論説……Peter Doshi: Pfizer and Moderna's"95% effective" vaccines—we need more details and the raw data ,January 4, 2021

内の発熱例（ワクチンの副反応による影響を除くため）をカットした後でも29％にまで落ち込みます。そうした情報も一般のメディアではあまり伝えられていません。つまり、ワクチンを打っても、思ったより効いていないのではないかということになります。

鳥集　ワクチンの真価も安全性もまだわからないことが多いにもかかわらず、国は莫大な金をかけてワクチンを買い、しかも数からいえば国民全員に打たせようとしている。東京オリンピック・パラリンピックをしたいからでしょうが、非常に拙速に見えます。

本間　コロナはワクチンを全員に徹底して打つほどの感染症ではないし、ワクチン自体、まったく海のものとも山のものともわからない。それに、よく言われますが、ADE（抗体依存性免疫増強）[*4]だって起こる可能性があります。もちろん、コロナの重症化リスクが高い人とか、希望する人が受けるのは、まったく問題ないと思います。それは当たり前のことですよね。だけども少なくとも国民全員、とくに15歳未満の子どもたちに半ば強制的に打つというのは、常識的に考えてもあり得ません。

懸念されるワクチンによる「分断」や「差別」

鳥集　そうですよね。僕が一番懸念しているのは、ワクチンによる差別なんです。コロナのワクチンを打つのは任意であって、義務ではありません。でも、日本は非常に同調圧力の強い国です。アメリカでさえワクチン接種済みの医療従事者7500人をアメリカンフットボールの決勝戦スーパーボウルに優先的に招待するといったことが起こっています。日本でもワクチン接種済みの人を優遇する一方で、ワクチンを打ってないと会社に就職できないとか、大学に入学できないとか、そういうことが起こるんじゃないかと不安に思っています。

本間　「ワクチンパスポート」ともいわれますが、ワクチンの接種証明書がないと

＊4　ADE（抗体依存性免疫増強）……ワクチンを打ったことで、かえって感染しやすくなったり、感染した場合に症状が悪化しやすくなる現象のこと。過去にも小児のRSワクチンやデング熱のワクチンで報告されており、今回のワクチンも一部のウイルスの専門家の間で、ADEが起こりうるのではないかと心配する声がある。

海外に行けないとかですね。隣の国に行けない、つまり飛行機に乗れないことから始まり、そのうちに隣の県どころか近所の店にも入れなくなる可能性があります。

鳥集　そうですよね。それってほんと怖くないですか。

本間　はい。このままの流れでいくと、その方向に向かう可能性が高いと思います。だから今、できる限りのことをする必要があると思い情報を発信しています。

鳥集　ワクチンの接種が始まることによって、コロナが終息するとかしないとかいった以上に、社会の分断や差別が深まる。そのことのほうが心配です。

本間　分断は今まで以上に深まっています。マスクしていないだけで睨《にら》まれる。電車で咳をしたら怒鳴られる。コロナで療養中の女性が「娘が学校でコロナを広めたかも」って、自殺にまで追い詰められた事件もありました。すでに今まで以上にものすごい圧力がかかっています。ワクチン接種が始まったら、もっと強い圧力がかかるのではないでしょうか。

鳥集　そうですね。こういう由々しき事態を変えるには、やはり世の中のコロナに対する認識を変えるしかないと思うんです。なかなか難しいかもしれませんが。

本間　まずは、コロナの不安を煽るような情報だけではなく、現状をわかりやすく伝えることです。正確な知識、とくに例年のインフルエンザと冷静に比較すれば、少なくとも新型コロナはそれほど恐れる必要がないことはすぐにわかります。もちろん、今の医療制度上の問題もあり、すぐに変えることは難しいかもしれません。最終的にはテレビや新聞などのマスメディアの認識が変わることが必要ですが、まずはこれらが伝えていない正確な知識を、様々な手段で伝えることが大切ではないかと思います。

鳥集　インフルエンザとコロナを一緒にするなという人も結構います。たとえばコロナにはインフルエンザと違って若い人も後遺症が多いとか。

本間　私もコロナの後遺症は実際にあるとは思っています。しかし、後遺症とされているものが本当にコロナウイルスよるものなのかははっきりしていません。たとえば、集中治療に使った装置や薬剤によるものかもしれません。それに、ＩＣＵに入っただけで、集中治療後症候群といって身体機能や認知機能が落ちたり、うつや不安に苛《さいな》まれたりする人がいます。また、コロナが怖い怖いと精神的に追い詰められている人は、PTSD（心的外傷後ストレス障害）[*5]のようにあらゆる精神症状を訴える可能性もあります。

また、コロナは発生してまだ1年ほどしか経っていませんので、後遺症とされているもので麻痺が残るとか、寝たきりになるとか、永続的になるかどうかはまったくわかっていません。後遺症と報告されているもののほとんどすべては半年ほどで回復するといわれています。このように、現時点では、後遺症についてはほとんどわかっていないのが現状ではないでしょうか。よくわかっていないことについて不安を煽るように伝えるべきではないでしょう。

自分がどのよう生き、どのように死ぬのか、自主的に決められる社会に

鳥集　ゼロコロナなのかウィズコロナなのかという対立もあります。本間先生はウィズコロナ派だと思いますが、だとしたらコロナがある世界でどう生きていけばいいでしょうか。

本間　新型インフルエンザ等対策特別措置法の分類に基づく医療制度上の問題もあ

り、同じには考えられないかもしれませんが、例年のインフルエンザのときにどうしていたのかを冷静に考えてみればいいのではないでしょうか。今までインフルエンザのときに、恒常的にマスクを着けたり、ソーシャルディスタンスをして、ステイホームをしていたか、活動を制限していたかということです。

鳥集　コロナにかかっても、「コロナにかかったから、しばらく学校（会社）を休みます」と伝えて、重症化リスクがない人は普通に家で療養する。十分な水分と栄養を摂ってよく寝る、といったことでしょうか。

本間　そうですよね。日本全体で一律の対策をするとか、国民全員に同じことをさせるのではなくて、それぞれが自分のリスクを考えて行動する社会にするといいのではないでしょうか。「自分は死んでも孫に会いたい」と思うのなら、たとえ高齢

＊5　ＰＴＳＤ（心的外傷後ストレス障害）……自然災害、戦争、事故、家事、暴力、犯罪被害など強烈なショック体験や強い精神的ストレスを受けた後に、それがトラウマ（こころの傷）となって、時間が経ってからも思い出して強い恐怖やパニックに襲われたり、心身に不調を感じたりすること。

の方でもその考えは尊重されるべきだと思うんです。もちろん「1％でもコロナにかかる可能性を減らしたい」という人は、自主的にひきこもってかまわない。自分がどのように生きて、どのように死にたいかを、自分以外の誰が決めるのでしょうか。それが自主的に決められるような社会になればいいと考えます。

鳥集　大学生なんて、いまだにキャンパスにほとんど通えてなくてかわいそうですよね。

本間　かわいそうですね。何のために大学に入ったのか、まったくわからない状態です。大人が未来を担う若者や子どもたちの自由を追いやるような生活に何の意味があるのでしょうか。なぜ小さな子どもたちだとか、まだお金も何もない若者たちにしわ寄せが行く方向ばかりに走るのでしょうか。

鳥集　本当ですね。大人は未来ある人たちのことを考えてあげないと。

本間　それでなくても子どもたちは、これからとても少なくなります。怖い怖いって一回逃げに入ったら、ずっと逃げ続けなければいけない。それでみんな疲れ切って、経済も滞って、自殺者も増えて、全然出口が見えないまま、どうしようどうしようってうろたえているのが現状だと思います。国が何を目標として、どこへ向かうのか、みんなで真剣に考えなくてはいけません。

ほんま・しんじろう●小児科医。ウイルス学博士。七合《ななごう》診療所（栃木県那須烏山《なすからすやま》市）所長。1969年、北海道札幌市生まれ。札幌医科大学卒業後、道立小児センター、旭川赤十字病院などに勤務。小児の胃腸炎の原因となるノロウイルスに関する論文が認められ、アメリカ国立衛生研究所（NIH）に3年間留学。ワクチン学、ウイルス学の研究に携わる。帰国後、札幌医科大学新生児集中治療室（NICU）室長に就任。自然に沿った暮らしを実践するため、2009年に那須烏山に移住。仲間との米作りや自然農で野菜を育て、調味料も極力自給自足する生活を続ける。著書に『自然に沿った子どもの暮らし・体・心のこと大全』（大和書房）、『感染を恐れない暮らし方』（講談社ビーシー／講談社）、『おうちでケアする決定版　あかちゃんからのかぞくの医学』（クレヨンハウス）。

第6章
ほとんどの日本人の身体は「風邪対応」で処理

高橋 泰（国際医療福祉大学大学院教授）

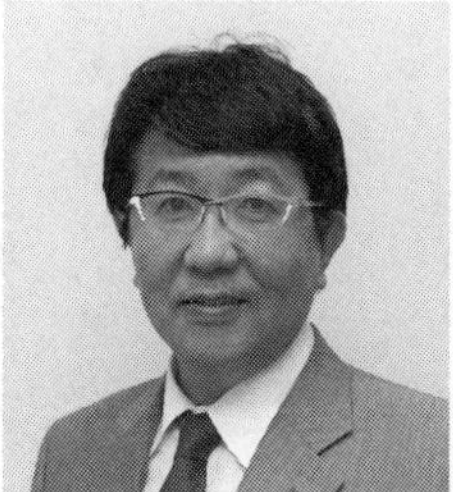

昨年（2020年）5月に高橋泰教授らの研究グループが発表し、「東洋経済オンライン」で紹介された「新型コロナの7段階感染モデル」は、大きな反響を呼んだ。新型コロナは要介護者や基礎疾患のあるハイリスクの人には致死率の高いウイルスだが、ほとんどの人の身体は風邪と同様の対応で終わっているという。にもかかわらず、現在の対策は誤った基本認識に基づいており、経済や若者に多大なダメージを及ぼすと警鐘を鳴らしている。

感染しても多くの人が「無症状」か「軽い症状」

鳥集　高橋先生たちの研究グループは「新型コロナの7段階感染モデル」（次ページ表）を提唱されています。以前から、非常に説得力のある説だと思って、ネット記事などで注目していました。この本でインタビューした長尾和宏さんも、7段階説を支持すると話しておられます。

ステージ0	ウイルスに曝露したことのない人
ステージ1	曝露したが感染したことのない人
ステージ2	感染したが自然免疫などで対応した人
ステージ3	獲得免疫が動き始めた人
ステージ4	ウイルスが全身に広がり肺炎や消化器症状の出る人
ステージ5	サイトカインストームが出現し、急速に重症化する人
ステージ6	死亡する人

新型コロナの7段階感染モデル

新型コロナウイルスの感染状況を7つのステージに分類。このモデルに基づいて、日本人の人口、年齢層別の患者実数値、抗体陽性率の推計値などをベースに、ウイルスの曝露率を変数として、実際の重症者数や死亡者数と合うようにシミュレーションを行った。それに基づき、国民の98％はステージ0〜2で終わると推計している。

高橋　新型コロナに感染して、重症化して亡くなる人もいれば、無症状か風邪程度で終わる人も多い。呼吸器症状もなく元気なのに、CTを撮ったら大きな肺炎像が映っている場合もある。「なんだ、このウイルスは」と不思議に思い、正体を突き止めようと分析を始めました。それでたどり着いた結論が「7段階モデル」だったのです。

インフルエンザの場合、ウイルスの毒性が強く、感染すると発熱、咳、鼻汁、筋肉痛といった症状がすぐ出て、発症後2日から1週間で抗体ができます。つまり、インフルエンザをターゲットにした獲得免疫[*1]がすぐに働く。ところが新型コロナウイルスは獲得免疫の立ち上がりが非常に遅いことが、5月の『米国医師会雑誌』の論文で発表されました。

なぜ新型コロナウイルスは獲得免疫の立ち上がりが遅いのか。それは抗体をつくるまでもなく、マクロファージやキラーT細胞といった、自然免疫[*1]や細胞性免疫[*1]の段階でウイルスを処理できているからです。この段階でウイルスを撃退できれば、無症状か風邪程度で終わる。しかし一部に、それをすり抜けてウイルスが全身に及び、サイトカインストームが起こって、重症化や死に至る人がいるのです。

鳥集　スウェーデンのカロリンスカ研究所も、新型コロナの抗体検査で陽性と判定された人、つまり抗体を持っていた人の2倍以上が、キラーT細胞を介した免疫を持っていたと報告しています。

高橋　そうです。このモデルを前提に考えれば、新型コロナウイルスによって現実に起こっていることが、非常にすっきりと説明できる。ウイルスに曝露[*2]しても98％が無症状や風邪程度で済みますが、残りの2％に入院が必要な症状が出て、そのうちの一部が重症化する。この数字は多くの人の実感にも合うのではないでしょうか。

とにかく私たちは、ファクト（事実）に基づいて議論することが大事だと考えています。日本の新型コロナに関する議論では、このファクトフルネス（事実に基づいて世界を正しく見ること）に欠けていることが問題です。そのために新型コロナの本質を見誤り、対策を間違った方向に進めてしまっているのです。

鳥集　ファクトフルネスが欠けているとは、具体的にはどういうことですか。

＊1　獲得免疫、自然免疫、細胞性免疫……ウイルスや細菌など異物が体内に入った場合、まずは白血球の一種であるマクロファージや好中球、樹状細胞といった、異物を食べて排除する食細胞が働く。これらは生まれた時から備わっている仕組みであることから「自然免疫」と呼ばれる。自然免疫で防ぎきれなくなると、今度は感染した細胞やがん細胞を破壊するキラーT細胞や抗体をつくるB細胞などが働く。キラーT細胞やB細胞は、体内に入った異物を記憶して、再度侵入した時に効率よく働くことから「獲得免疫」と呼ばれる。獲得免疫のうち前者を「細胞性免疫」、後者を「液性免疫」と呼ぶ。

＊2　曝露……ウイルスや放射線などを浴びて曝《さら》されること。曝露したからといって、必ずしも感染するとは限らない。

高橋　たとえば、今年の1月6日から10日間ほど、「東京で連日1500人を超えるPCR陽性者（多くは「感染者」と表現）が発生」とメディアは一大事の扱いでした。ですが、東京都の人口を1200万人とすると、陽性者1500人は8000人に1人にすぎません。一般の人の知り合いの数は数十人から多くても数百人で、1000人を超えることはまれでしょう。それから考えると、この期間に「知人がコロナ陽性になった」という人は、都内在住の人でもかなり少ないはずです。

実際に私が勤務する大学のキャンパスがある港区赤坂は、都内でも有数の感染者の多いエリアです。それでも、大学の職員10人に「最近知人でPCR陽性になった人はいますか」と質問をしたところ、全員「誰もいない」という返事でした。テレビを見ていると「東京は新型コロナが蔓延《まんえん》し、親しい人も次から次へとコロナに感染し、倒れている」という印象を受けますが、実は数字で見ると知人にPCR陽性者はいないという、生活実感に合うレベルの感染状況でしかないんです。

鳥集　死亡者数も、当初恐れられたよりも、非常に少ないと言えますね。

高橋　そうです。連日の報道を聞いていると、全国各地でバタバタと新型コロナで人が亡くなっている印象を受けますが、人口当たりで見ると、この1年、新型コロナで亡くなった人は、0～29歳は1668万人に1人、30～59歳は35万人に1人、60歳代は5万3000人に1人です。死亡者の割合が多い70歳代でも2万人に1人、80歳代で5460人に1人です。全年齢で見るとおよそ3万7000人に1人で、10万人あたり3人より少ない。

ローリスク・グループとハイリスク・グループ

鳥集　このモデルに基づいて、高橋先生たちは昨年の7月に「日本の新型コロナの死亡者は、3475人プラスマイナス10％以内で、最大3800人」と予測しておられました。実際の昨年1年間の新型コロナウイルスによる死亡者数は厚労省の発表数字によると3414人です（東洋経済オンラインのサイト「新型コロナウイルス国内感染の状況」では3459人）。誤差はありますが、「何も対策をしないと42万人が死亡する」とか「10万人死亡する」と予測していた専門家もいますので、それに比べるとかなり高い精度で推計できていたことになります。

高橋　はい。ただし昨年の夏頃から、新型コロナに感染すると非常に高い確率で死亡する「ハイリスク・グループ」と言える一群のあることが明らかになってきました。①重度の要介護状態の高齢者、②透析患者、③重度の糖尿病患者などがハイリスクに当たります。いずれも免疫力が低下し、血管が傷つき、脆《もろ》い状態にあるという共通の弱点を抱えています。免疫力が低下しているとウイルスが自然免疫や細胞性免疫をすり抜けて、全身に広がりやすい。また、血管が動脈硬化で傷ついていると、サイトカインストームで血栓ができやすい。だから、重症化しやすいと考えられます。

私たちは、ハイリスク・グループの危険度合を探るため、全国老人保健施設協会にクラスター発生施設に関する情報提供を依頼しました。そのデータを基に推計したところ、私が想定していた以上に入所者のウイルス曝露率が低い一方で、感染者の死亡率は格段に高いことがわかりました。

つまり、今年になって死亡者数が急増し、2月に入って累計7000人を超えた最大の要因は、これまで施設のスタッフの努力などによってウイルスの曝露から守られてきたハイリスク・グループの感染が、この冬、急速に増えてきたためと考えられるのです。こうしたことから、私たちは7段階モデルを改定する必要性を感じ、3月にバージョン3を発表することにしました。

鳥集　バージョン3改訂の要点を教えてください。

高橋　7段階モデルをハイリスク・グループと、ローリスク・グループとに分けて考えることです。

昨年新型コロナで亡くなった3414人のうち、ハイリスク・グループの死亡が3000人程度、ローリスク・グループの死亡は400人程度と見ています。ハイリスク・グループは多くても500万人までと見積もられるので、ローリスク・グループが1億2000万人以上いることになります。それから考えると、ローリスク・グループの死亡者数400人というのは、人口当たりで見ると高齢者を含めても30万人に1人です。一見元気そうでも亡くなる人がいるので恐れられていますが、ローリスク・グループなら70歳代でもコロナの死亡者は6万人に1人、80歳以上でも2万人に1人にすぎません。

鳥集　つまり、ハイリスク・グループの死亡率が想定以上に高かったのと反対に、ローリスク・グループの死亡率は想定よりも低かったということですね。

高橋　そのとおりです。このことからわかるのは、新型コロナに罹患《りかん》したローリスク・グループの人が排出するウイルスは、その人にとっては風邪相当のウイルスでも、その同じウイルスが、ハイリスク・グループの人にとっては致死的なウイルスになってしまうということです。

国民の大半を占めるローリスク・グループにとってはそれほど恐れるに足りないウイルスであるにもかかわらず、この1年、どうして日本社会が新型コロナに振り回され、混乱に陥ってしまったのか。それは、「ローリスク・グループの人も、ハイリスク・グループの人と同様の確率で症状が発生する」という思い込みを前提に、社会システムができ上がってしまったからです。

その結果、ローリスクの人が新型コロナに感染した場合、本人やその人からうつされた人が重症化や死亡に至る危険性はきわめて低いのに、その人を重症化や死亡から守る、そして次の人に感染させないという名目で、隔離的処置が行われるようになりました。それによって保健所や医療機関の負担が膨大になったことが、医療崩壊的な状況を招いた一因です。

今いちばん大切なことは、必要以上にコロナを恐れている国民に対し、今回示した年齢階級別死亡者数のデータを示すこと。そして、ハイリスク・グループの死亡者数を除くとさらに大幅に死亡率が下がり、ローリスク・グループにとって新型コロナは風邪と大きく変わらないウイルスであることを広く知らしめ、国民の恐怖心を和らげることだと思います。

ハイリスク・グループを集中的にガード

鳥集 ローリスク・グループへの保健所対応や隔離的処置をやめたとしたら、どうなるでしょうか。

高橋 GO TOキャンペーンの時期に起きたことから考えると、ローリスク・グループの間でも間違いなく一時的に再度感染が拡大し、死亡者数もある程度増加する可能性があります。しかし、0～29歳の死亡割合が1668万人に1人から数十万人に1人のレベルに跳ね上がったり、60歳代の5万3000人に1人が数千人に1人のレベルに跳ね上がったりすることは、これまでの感染の経緯からみて、ないでしょう。ローリスク・グループの重症者・死亡者数の増加は決してゼロではありませんが、これまで社会が許容してきた範囲内での増加に留《とど》まるだろうというのが、今回のファクトから導き出される結論です。

鳥集　ただ、心配されるのがハイリスク・グループの重症者・死亡者数の増加です。

高橋　これまで高齢者施設や医療機関で徹底した隔離対策が行われてきたことで、入所者や患者が新型コロナの曝露から守られ、結果的にハイリスク・グループの死亡率が低く抑えられてきました。ローリスク・グループの活動が活発になれば、高齢者施設や医療機関で働くスタッフが感染し、その人がハイリスクの人にうつす可能性は当然高まります。

これに関しては、これまで放置されていた高齢者施設以外のハイリスク・グループとの連絡体制の確立が有効だと思います。このグループの人数の把握は高齢者施設内の入居者数の把握と比べ各段に難しいのですが、在宅の重度介護者80万人と透析患者33万5000人を合わせた111万5000人＋αだと推計されます。328万9000人（2017年）いる糖尿病患者のどこまでをハイリスクとするかによって人数は大きく変動しますが、それも含めると施設外のハイリスク・グループは合計で200万人程度ではないかと推測しています。

このグループに属する人は、かかりつけ医の定期的な診療を受けている可能性がきわめて高い。ですから、ハイリスク・グループを守るには、まず国がハイリスクの基準を作成し、かかりつけ医にハイリスクに該当する人を認定してもらうのが最も妥当な方法だと思います。そして本人が希望すれば、当面スマホアプリを用いた一日1回以上の経過観察と緊急時の連絡の確保などの対策を提供するのが、重症者・死亡者の減少に有効だと考えます。

また同時に、ハイリスクの人への感染を防ぐ必要があるからといって、社会全体の活動を低下させるべきかどうか考え直す必要もあります。上記のICT（情報通信技術）活用などによるハイリスクの人たちを守る対策は必要ですが、ローリスクの人たちの社会活動を制限してしまうと、当然のことながら景気が悪化し、自殺者が増えてしまいます。

近年、自殺者は全国で2万人強、人口10万人当たり16人が亡くなっていますが、過去に景気が悪化したときは3万人を超えて10万人当たり24人（8人増）となりました。先ほど、昨年の新型コロナの死亡者数は10万人当たり3人より少ないと話しましたが、社会活動の制限で景気が悪化すると、3人を守るために8人自殺者を増やすことになりかねないのです。ですから、対策のメリットとデメリットのバランスを考えなくてはいけません。

こうした事態を防ぐためにも、今後のファクトフルネス的新型コロナ対策の基本は、①ハイリスク・グループ、②ローリスク・グループ、③ハイコンタクト・グループ（自身はローリスクだがハイリスクの人と頻回に接する医療・介護職員や同居人など）に分けて、それぞれのセグメント（区分）に応じた対策を講じることが必要だと私は考えています。

鳥集　具体的には、どのような対策をとることになりますか。

高橋　その要点は、ハイリスク・グループを集中的にガードすることで、ローリスク・グループの社会活動を活発化したときに発生する重症化や死亡の発生件数を減らすことです。

　ローリスク・グループ内での感染は、呼吸困難、血中酸素飽和度の低下、肺炎像など重症化の兆候がある場合は入院。本人が強い不安を抱いていると医師が判断した場合は、スマホアプリなどを用いた一日2回の経過観察や緊急時の連絡確保を行います。しかし、こうした症状や不安などがない場合には、風邪と同じように家で安静にして、症状が回復したら社会復帰すればいいでしょう。

　一方、医療・介護関係者やハイリスクの人と同居しているハイコンタクト・グループは、1週間に1回程度抗原検査を行い、新型コロナが蔓延してきた場合には検査の頻度を上げるなどの対応をとります。そして、陽性の場合はハイリスク・グループとの接触を一定期間中止します。また、介護関係者や同居人の方々に対しては、とくに感染予防教育を集中的に行う必要があるでしょう。ただしハイコンタクト・グループの人たち自身は重症化や死亡のリスクが低いので、コロナ感染の場合には、ローリスク・グループと同様の対応でいいと思います。

各グループの分け方や、それぞれの行動のルールづくりは種々のやり方が想定できますが、どのような方法であれ、グループを分けて対応することで、全体の重症者数や死亡者数を増やさず、社会を開いていける可能性を高めることができるはずです。

ローリスクの人はワクチンを打つ必要はない

鳥集　社会を開く、つまり日常生活を取り戻すカギになると期待する人も多いのがワクチンです。高橋先生はワクチンについては、どう考えていますか。

高橋　私は、ワクチンが重症化の予防に寄与するなら、ハイリスク・グループにとって救世主になる可能性が高いと考えています。ワクチンによってハイリスク・グループの死亡リスクが大きく低下すれば総死亡リスクも低下するので、社会全体にとっても救世主となるでしょう。それによって社会が開かれ、種々の制約が取り除かれることで、東京オリンピック・パラリンピックが開かれることを期待しています。

今回のワクチンは、これまでのワクチン以上に細胞性免疫を強化する働きがあるともいわれています。これが本当なら、新型コロナにかかりにくくなる効果が期待できるので、ローリスクの人にも打つ意義が出てきます。

ただし、今回のｍＲＮＡワクチンの長期的な安全性はまだわかりません。とくに遺伝子を体に入れるわけですから、何年後かにがんが発生しないとも限らない。ペストのように致死率が非常に高いウイルスならわかりますが、新型コロナは98％の人にとっては風邪同然です。ですから、重症化予防という観点からは、ローリスクの人はワクチンを打つ必要はないと思います。ローリスクの人にワクチンを打つべきか、打たざるべきかという問いに対する答えは、新型コロナにかかりにくくなる効果がどの程度期待できるかにより、答えが変わると思います。

一方、ハイリスクの人は新型コロナウイルスが致死的になる可能性が高い。ですから、ワクチンに効果があるのであれば、打つべきでしょう。私はハイリスクの人たちにワクチン接種が行き渡るのを契機に、新型コロナの扱いを2類相当の指定感染症から、インフルエンザと同様の5類感染症に変えればいいと考えています。

国民の4分の3がコロナウイルスに曝露

鳥集　今回のバージョン3の改訂のポイントのもう一つが、ウイルスへの曝露率を変えたことですね。

高橋　そうです。昨年5月のバージョン1では、国民全体の曝露率を30％と想定しました。それを10月のバージョン2では50％に、今回のバージョン3では75％に改定しました。つまり、2020年末までに、すでに4分の3の人がどこかで新型コロナウイルスに曝露したと私たちは考えています。

鳥集　すでに、そんなにも多くの人がウイルスに触れたということですか。

高橋　そんなふうにみるほうが自然だと思います。インフルエンザでも例年1000万人が感染するとされていますが、ウイルスに曝露する人はもっと多いはずですから、新型コロナウイルスの曝露もそれくらいあって不思議ではありません。

それに、1つに数十から数百しかウイルスが含まれていない飛沫核《ひまつかく》を1回浴びるくらいでは、簡単には感染しません。コロナウイルスをゴルフボールの大きさだとすると、細胞の表面積は6～7メートル直径のグリーンなんです。その細胞の表面にあるＡＣＥ２受容体[*3]にホールインワンしたのが感染です。だからウイルスに曝露したとしても、10万個くらい降りかからないと感染できない。

バージョン１を公表した時には、曝露率30％と言ってもあまり信用してもらえなかったのですが、コロナ発生から１年経ち、起こっている現象を見て、納得してくれる人のほうが増えた実感があります。その割合は議論の余地がありますが、ＰＣＲ陽性になった人だけがコロナウイルスに曝露していて、ほかの人はまったく曝露していないと考える人は、医者のなかにはもうほとんどいないと思います。

＊３　ＡＣＥ２受容体……アンジオテンシン変換酵素２受容体の略称。ヒトのさまざまな場所にあるが、とくに血管、消化器、呼吸器などの細胞に多く存在している。新型コロナウイルスは、その表面にあるスパイクたんぱくがＡＣＥ２に結合することで、細胞に侵入して感染するとされる。新型コロナのｍＲＮＡワクチンは、このスパイクたんぱくの設計図を送り込み、ヒトの細胞につくらせることで、抗体をつくり出させる仕組みとなっている。ＡＣＥ２は、子どもには少なく、喫煙すると増えることが知られている。また、ＡＣＥ２は血管の収縮にも関与しており、その働きを邪魔するＡＲＢ（アンジオテンシンⅡ受容体拮抗薬）が降圧薬として使われている。

鳥集　僕も成田と羽田をつなぐ路線沿いに住んでいて、昨年1月、2月の頃はマスクなしで電車に乗っていました。当然、その頃は日本に遊びに来た中国人も大勢乗っていました。なのに、昨年だけでなく今年に入ってからも風邪をひいたとか、熱を出したということがなく、感染したと思い当たることがない。僕もウイルスを浴びていておかしくないのに、不思議だなと思っていました。

高橋　そうです。私たちの推計でも98％の人が無症状か軽い症状で終わるわけですから。ただし、曝露率は年齢によって異なります。社会活動の活発な60歳代くらいまでは曝露率は80％前後と高いのですが、感染予防を徹底してきた高年齢の人ほど曝露率が低くなる。そのため、すでに曝露している人が70歳代は50％、80歳代は30％と想定しています。

そのなかでも、とくに注意してほしいのがハイリスク・グループです。ハイリスク・グループの高齢者は、外からのウイルス持ち込みを徹底的に排除した環境にいる方が多いので、すでにウイルスに曝露した人が施設内だとわずか1％、在宅など施設外でも10％と見ています。この数字は、新型コロナ感染が発生した老人保健施設のデータを基に設定したものです。

ハイリスクの人がひとたび新型コロナウイルスに暴露すると大変です。その半数が中等症か重い症状に進み、さらに11・6%という高率でサイトカインストームに陥ります。そのうちの75%は軽快しますが、新型コロナに曝露した人の2・9%が死に至ると推計されます。施設内の高齢者の99%がまだ新型コロナウイルスに曝露しておらず、施設外にも200万人のハイリスク者がいると推計されますので、この人たちが新型コロナウイルスに曝《さら》されると大変なことになる。だからこそ、今後日本の新型コロナ対策の中心は、これらハイリスク・グループの人たちを徹底して守ることが重要だと私は言っているのです。

キャンパスライフが奪われた大学生

鳥集　そのとおりですね。ところで、冬を迎えて感染者が急増し、知事たちや医師会の会長らが「このままでは医療崩壊する」と訴えて、2度目の緊急事態宣言となりました。高橋先生はこれについてどう思われますか。

高橋　緊急事態宣言を出すことによって、ハイリスク・グループと接するハイコンタクト・グループの感染が減れば、確かに死亡者数は減るでしょう。しかし、先ほども言ったように、そのために無症状や風邪程度のローリスクの人まで隔離していたら、それによってかかる医療機関の負担がものすごく大きくなります。私も長尾先生と同じで、ローリスク・グループに関しては、新型コロナは2類相当の指定感染症からインフルエンザ並みの5類感染症にすべきだと思います。そうすれば、医療逼迫の問題は大きく改善するでしょう。

鳥集　緊急事態宣言が延長され、経済的にも精神的にも追い詰められる人がさらに増えたと思います。

高橋　そうですね。これと同時に、まわりにコロナにかかった人すらほとんどいないのに、「なんでこんなことをやってるんだ」と思う人も増えてきたのではないでしょうか。

鳥集　確かにそうですね。緊急事態宣言を出しても、街の人通りは減らないどころか、むしろ増えた感じがします。とくに若い人は、「自分はかかってもひどくはならない」と、肌感覚でわかっているのではないでしょうか。

高橋　そう、その感覚も正しい。コロナがハイリスクの人にとって致死的なウイルスであることも正しい。ですから、そういう正しい2つの認識の下で対策を考えるべきだというのが私の主張です。

鳥集　コロナ発生以降、各大学はずっとリモート授業をやってきました。高橋先生はインタビュー記事で対面授業に戻すべきだと話しておられましたが、リモートにしたことで大学の教員として、実際に若者たちへの影響を感じますか。

高橋　私は安倍前首相が設置した未来投資会議の医療福祉部門の副会長として、DX（デジタル・トランスフォーメーション）化を推進してきました。もともとZOOM（ビデオ会議用アプリ）を使って会議なども行ってきましたから、リモート授業やリモートワーク自体のポテンシャルはすごく感じてきたほうなんです。

　でも、学生というのは講義にしろ就職の指導にしろ、とにかく一筋縄ではいかない。とくに普段でも学校へ来ないような学生がいて、どうにもならない。リモート授業にも出ないので、家で何をしているのかわからない。ひどい話、入学してから半年間一回も顔を見なかったという1年生もいます。
私が今メインに教えている大学院は社会人が多くて、全国各地の受講者を対象にオンラインで講義できるというメリットは大きいのですが、大学の1年生は友達をつくれないし、クラブ活動やアルバイトもままならない。本当にかわいそうです。

鳥集　とくに去年大学に入った学生たちは高い授業料を払ったのに、そういう貴重な経験ができなくなってしまった。僕自身も学生時代、受験勉強でたまったうっぷんを晴らして青春を謳歌しました。日本の大学生は勉強しないといわれますが、僕は大学の講義以外で友人と過ごした経験も大きかったと思っています。

高橋　ローリスク・グループの自粛によって生じるデメリットに対して、自粛によって得られるメリットは限られています。自粛を続けたことでコロナによる死亡者は減らせたかもしれないけれど、そのために現在290万人ほどいる大学生たちのキャンパスライフが奪われている。そのことも考えなくてはいけません。

「社の方針」で取材内容がボツに

鳥集　若い人たちが新型コロナで亡くなる可能性は限りなくゼロに近いわけですが、にもかかわらずテレビを見ていると、「若いからといってコロナを甘くみるな」というメッセージが盛んに流されます。その理由の一つとして、後遺症のことが強調されます。たとえば臭いや味をずっと感じないとか、脱毛が激しくなったとか。

高橋　味覚障害や臭覚障害は、ウイルスが嗅神経細胞や味蕾《みらい》細胞を麻痺させたり、細胞のレセプターをふさいだりすることで、普通の風邪でも起こり得ます。新型コロナが中等症まで広がってウイルス血症を引き起こし、全身のいろいろなところで血栓をつくるようになると、皮膚の発赤の出現や脱毛なども起きるようです。ただ、後遺症が起こる傾向はコロナでは若干強いのかもしれませんが、それが半年間も続いているという報告は少ないし、とくに若い人の場合は、その後、ほとんどが回復していきます。少なくとも学校の対面授業を中止してまで守るレベルの後遺症でないことは明らかです。

インフルエンザだって、脳炎・脳症を起して麻痺の残る子どもが少なからずいる。

その何倍もの人に重い後遺症が残るというなら、私も「若者よ、侮るな」と言いますよ。でも0〜29歳の重症者数から考えると、そこまでのレベルでないことは確実です。

鳥集　メディアはそういう例をあえて探して、報道しているのでしょう。コロナの怖さをここまで煽るのは、どうしてだと思いますか。

高橋　実は、私のところにもテレビ出演の話がいくつか来たんです。事前の取材の時には私の話に納得してくれるのですが、「社の方針」というのがあって、いくつかボツになりました。やはり、コロナが蔓延した場合に発生する事態を、必要以上に甚大な被害と予測しており、私の当時の予測とあまりにもかけ離れていたからです。それに、ハイリスクの話とローリスクの話をごっちゃにしていることが多いです。

「ゼロコロナ」はあり得ない

鳥集　そういえば広島県知事が２０２１年1月19日に、広島市中心部の住民と就業者約80万人を対象に2月上旬から無料ＰＣＲ検査を実施すると表明しました。結局、感染拡大が落ち着いたので、規模を縮小して対象者を８０００人に減らし、試行することになったようです。

高橋　80万人にＰＣＲ検査を行ったら、感染拡大時には1万人くらいが陽性になるでしょう。でも、その1万人を見つけて、どうするんでしょうか。無症状や風邪程度の人が大半なのに、みんなに仕事や学校を休んでもらって、2週間自粛するんでしょうか。一時的に社会や経済が回らなくなるかもしれません。

鳥集　しかも80万人以上にＰＣＲ検査をするとなったら、終わるまでに何日かかることか。先日回ってきたツイッターで見たのですが、1月下旬、沖縄県の宮古島で感染者が増えたため、県立宮古病院にＰＣＲ検査を受ける人が押し寄せた。検査待ちの車が病院の外にあふれて、何分たっても動かない状況になっていたようです。

宮古島のような離島だと医療資源も限られるので、ＰＣＲ検査を積極的に行って封じ込めるという考えは理解できます。しかし、人口5万人の離島でも全員にＰＣＲ検査というのは、かなり大変なことです。「ゼロコロナ」を目指すからこそ、Ｐ

ＣＲ検査を全員にという発想になるのだと思うのですが、高橋先生は「ゼロコロナ」をどう思いますか。

高橋　あり得ません。宮古島は暖かいから外との関係を断ち切ればゼロコロナは可能かもしれません。しかし、観光客受け入れを再開したら、すぐに元に戻るでしょう。

鳥集　台湾も水際作戦で感染者を阻止していて、ゼロコロナに成功しているといわれます。ただ、日本やアメリカなどの国がゼロコロナを諦めて、「これからは風邪という扱いで観光を再開しましょう」となったとき、台湾は国を開くことができるでしょうか。ワクチンが１００％近く効かない限り、ウイルスは簡単に入ってくるはずです。それにずっと鎖国していたということは、免疫のない人が多いわけですから、これからが大変な可能性もありますね。

高橋　先ほど宮古島の話をしていましたが、福島県南会津町の田島でもクラスターが発生しました。８０００人くらいの町であっと言う間に80人くらい陽性者が出てパニックになったんです。コロナフリーだったんでしょう。ただ、弘前市でも感染が広がったときに「どうなると思う？」って関係者から意見を求められたのですが、「人口密度が低いからすぐ消える」と言ったんです。そしたら、予想どおりすぐ消えました。だから田島もすぐに消えると思います。

鳥集　それも東洋経済のインタビューで話しておられましたね。このウイルスは人口密度の高いところでないと感染が持続しないと。

高橋　そうです。人口密度が低く、たくさんの人と接する確率が低いところでは、次にうつす人が出にくいのです。そのため、一過性に急拡大することはあるが、次がなかなか続かず、地方では感染拡大がすぐに終わってしまう。ですから、日本のコロナは、おそらく札幌のすすきの、東京の六本木や新宿、名古屋の錦、大阪のキタ、ミナミ、福岡の中洲、そういった繁華街で若い人たちがウイルスをキャッチボールしながら細々と生き延びていく。そして、寒くなってくると感染力が上がって方々に散らばっていく。そんなかたちで2、3年続くのではないかと考えています。

なぜアジアでは感染率も死亡率も低いのか

鳥集　ところでもう一つだけ高橋先生にうかがいたいのですが、日本を含むアジアと欧米とでは、どうしてこんなにも感染率や死亡率が違うのでしょうか。

高橋　自然免疫や細胞性免疫を突破して、次の段階へ進む率が明らかに違います。日本はステージ2で終わる人たちが98％ですが、欧米は抗体陽性率から推計すると80から90％になると思われます。これだけで死亡率が5倍から10倍上昇します。また、複数の研究で「有意差なし」の結果が出ていますが、私はＢＣＧ接種、とくに日本株のＢＣＧ接種が免疫細胞の強化に役立ち、東アジアの新型コロナによる死亡率の低さに寄与している可能性もあると考えています。

鳥集　多くの医師も言っていますが、それは交差免疫が働いているということでしょうか。

高橋　交差免疫とイコールかもしれないですが、私が最も可能性が高いと思っているのは、アジアでは以前からコロナウイルスによる風邪が流行っていたので、免疫細胞がコロナウイルスの扱いに慣れていたということです。

日本を含む東アジアは、風邪を引き起こすコロナウイルス（風邪コロナ）の蔓延地域で、東アジアの住民は、昔からコロナウイルスによる風邪を何度もひいています。しかし、欧米など、東アジアほど風邪コロナが蔓延していなかった地域の免疫細胞は新型コロナウイルスの処理に失敗する可能性が高く、ひとたび暴露すると感染が広がり、次の人にうつすスプレッダー（伝播者）も生まれやすく、それに比例して重症者や死亡者が増え、地域での感染の蔓延スピードが東アジアより格段に速くなったと予想しています。

鳥集　本書でインタビューした和田秀樹さんも、アジアは風邪コロナで訓練されていたんだろうというご意見でした。米国に留学していた時の印象で「向こうの人はあまり風邪をひかない」と話していました。あくまで印象なので、当たっているかどうかはわかりませんが。

高橋　その可能性はあると思います。だから、感染未経験のコロナ・バージンのところで感染が爆発するんです。アメリカにはコロナ・バージンの都市がたくさんあって、しかも都市と都市が離れているから、次から次にポンポンポンと花火が上がるような感じで感染が広がっていく。

2つ目に、ハイリスク・グループの曝露率の違いがあると思います。スウェーデンは積極的な隔離政策をとらなかったために短期間のうちに施設の高齢者が大勢亡くなり、国内外から非難を浴びました。もし日本もスウェーデンのように高齢者施設の徹底的な隔離をやめたらどうなるでしょう。ハイリスク高齢者の曝露率が1%から数十%に跳ね上がり、高齢者施設の死亡者が数千人、数万人と増えるでしょう。日本のコロナ死亡者の大きな特徴として高齢者施設の死亡者の少なさを挙げることができます。これは欧米諸国と比べ、格段に厳しい日本の高齢者施設の隔離処置や衛生管理の努力の賜物《たまもの》であり、新型コロナから見れば、日本の高齢者施設は、難攻不落の要塞のように見えたのではないかと思えるほどです。

それから3つ目に、欧米人は体質的にサイトカインストームを起こしやすいということ。サイトカインが大量に分泌されると、血管の傷ついたところに血栓が形成されます。ということは、血管が脆い(多くの場所が傷ついている)人や、血が固まりやすい人は、サイトカインストームになりやすい。

欧米に留学していた外科医がよく言うのですが、欧米の医師の手術は日本に比べると、すごく荒っぽいんです。どうして荒っぽくできるかというと、欧米人は血が固まりやすく、出血がすぐ止まるからだと。また、脂肪の多い食生活や肥満などのために、血管が炎症を起こし、血管が脆くなっている人が多いのも間違いありません。そのためにコロナに感染し、それにより大量のサイトカインの分泌が誘発されたとき、欧米人は日本人に比べ全身に微小血栓が発生しやすく、サイトカインストームを起しやすいのだと思われます。

鳥集　ＢＭＩ（体格指数＝体重kg÷身長ｍの２乗。この指数が25を超えると肥満）が30を超える肥満度の高い人は、日本だと３％くらいですが、アメリカは30％くらいだそうです。必然的にアメリカでは動脈硬化が進んでいる人も多いことになる。

高橋　そうです。血管が炎症を起こして動脈硬化が進み、ボロボロになっている。実際、肥満もコロナ重症化の大きなリスク要因の一つです。その差がすごく大きい。だから、太っている人が少ない日本人は体質的に強いのではないかと考えています。

日本の死亡率は欧米から見れば成功レベル

鳥集　コロナの感染者が減ってきたせいか、今、テレビはしきりにイギリスからの変異株の話をしています。

高橋　たぶん恐れるほどではないと思いますが、まだわからないのも事実です。ですから私はＰＣＲ検査を増やすことよりも、ウイルスのゲノム解析をして変異株が入ってきているかどうか調べることを優先すべきだと言ってきました。ウイルスが変異した結果、自然免疫や細胞性免疫をすり抜ける率が高くなって、重症化する人が増えないとも限らない。そのときには、ハイリスクの人たちだけでなく、ローリスクの人たちにもより厳しい対策をとる必要があるでしょう。

でも、ウイルスのすり抜け率が今のレベルだったら、そんなに厳しい対策をとる必要はありません。欧米が今ワクチン接種で目指しているのは、コロナの死亡率を10分の１くらいにすることです。日本の10倍以上、１００倍近くも死亡者が出ている国々が10分の1を目指すということは、逆に言えば、日本の死亡者数のレベルなら、ロックダウンを解いて、国を開くということです。

鳥集　つまり、日本の死亡率は欧米から見ると成功レベルということですね。

高橋　そうです。去年の5月頃から言っているのですが、日本は小ゴジラ、向こうは大ゴジラが暴れている。だから日本の対策も小ゴジラレベルでいいのではないかというのが、私が最初に世に出したメッセージです。

鳥集　日本人はどうしても、「ニューヨークでこういう対策をとっているから、日本も同じことをすべきだ」となってしまいがちです。海外とは状況が違うのに。

高橋　そうです。対策は今置かれている条件に応じて考えなくてはいけません。私は仕事柄、瞬時に人口で割って物事を見るということを続けているので、コロナのことも最初から俯瞰して見ることができました。今こそ大局的な見地から、コロナ対策を見直すべき時だと思います。

たかはし・たい●国際医療福祉大学大学院教授。1986年、金沢大学医学部卒、東京大学大学院医学系研究科修了（医学博士）、米国スタンフォード大学とハーバード大学に留学後、97年より国際医療福祉大学

教授。2018年4月、同大赤坂心理・医療福祉マネジメント学部長に就任、大学院医学研究科医療福祉管理学分野教授を兼任する。社会保障国民会議や日本創生会議などにおいて高齢者の急増、若年人口の減少に対応した医療・介護提供体制の整備の必要性を提言。地域医療構想などの先鞭をつける。2016年9月より内閣未来投資会議・構造改革徹底推進会合医療福祉部門副会長。

第7章

国民は頑張っている。厚労省と医師会はもっと努力を

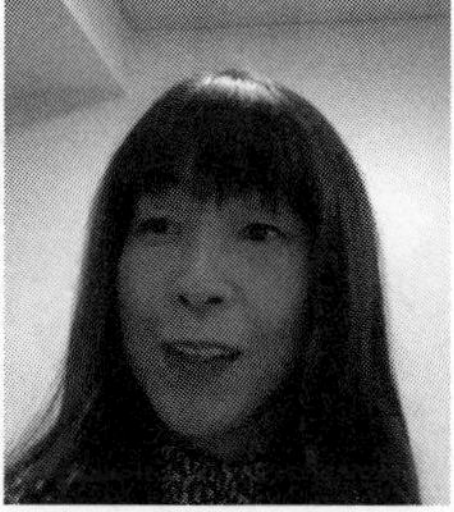

木村盛世（医師／作家／元厚生労働省医系技官）

このままでは医療崩壊だけではなく、居酒屋崩壊だ――2021年1月5日のネット番組で憤りをぶつけた木村盛世医師の言葉は、ネットニュースになり大きな反響を呼んだ。世界一の病床数があるにもかかわらず医療崩壊したのは、厚労省と医師会の無為無策にあると木村医師は話す。また、国防としてのワクチン政策の必要性も訴えている。

厚労省はICUの逼迫を予期できていた

鳥集　新型コロナに関して、木村さんは厚労省や医師会を厳しく批判してこられました。まず、それからお話しいただけますか。

木村　あまり強く批判しても仕方ないんですが、今回の緊急事態宣言は監督官庁である厚労省がすべきことをしていなかったことが大きいと思います。そのために2度目の緊急事態宣言を出さざるを得なかった。

日本は欧米諸国に比べると感染者数も死亡者数も桁違いに少ない。それはひとえに国民一人ひとりの努力の賜物なんです。時短営業や外出控え、マスク、アルコール消毒といった対策に、どれくらいエビデンスがあるかわかりませんが、国民のみなさんは緊急事態宣言が出る前から対策をずっとやってきた。そうした努力によって感染者数を低いレベルに抑えることができていたにもかかわらず、なぜ医療が逼迫するのかという話なんです。

鳥集　そのとおりですね。

木村　日本は欧米に比べて感染者が数十分の1なのに、医療も数十分の1のキャパシティしかないんですか。実際、感染者が増える冬を迎えてみたら、かなりまずい状況になってしまった。でも、やりようがなかったとは言えないはずです。政府が取っている「人口動態統計」の過去10年のデータで明らかなように、すべての肺炎の患者さんは夏にすごく減ってくる。そして冬には増えてくる。これは自明のことなんです。

新型コロナウイルスも最初はわからないことが多かったですが、新しいタイプの風邪のウイルスだということは、早いうちに明らかになっていました。ですから昨年（2020年）の春とか夏のうちに、感染者が増えた時のための準備をしておくべきだったんです。

実際、昨年の4月12日に日本集中治療医学会と日本救急医療学会が連名で、日本は世界有数の病床数だけどICUが少ないうえに、高度医療のためにICUが埋まっている。それを差し引くとコロナの感染が拡大したときには足りなくなるとして、集中治療や救急医療に資源を投下するよう厚労省宛てに要望書を出しています。

また、流行当初からハーバード大学が集中的なシミュレーションを行って、「新型コロナウイルスは先進国にとってICUの問題だ」ということを論文に書いています。日本の新型コロナ分科会の構成員である経済学者の小林慶一郎さんや大竹文雄さん[*1]たちも、すでに昨年8月の段階で「1兆円を投じることになったとしてもコロナ重症病床を拡充することが急務である」と発信していました。

ところが、分科会の公式な発言として、そうした発信は一回もなされなかった。事実上、尾身会長が握りつぶしたのではないかと疑います。

鳥集　なぜ尾身会長は、ＩＣＵや重症病床を増やすべきという発信をしなかったのでしょうか。一説には、厚労省や医療界に対して遠慮があるといわれています。

木村　それはわかりませんが、いずれにせよ日本には160万も病床があります。一般病床をコロナ用のＩＣＵに転換することは、海外では普通に行われています。日本もそれをすればよかったんです。

また、新型コロナの重症者を診るには人手が必要です。日本の場合、2類相当の指定感染症になっていますから、厳重な感染防御が必要となり、呼吸管理に通常の4倍程度の人手が必要となります。そのうえ、呼吸器を扱えるのは医師法で医師だけに限定されていますから、医師たちを集めないとしょうがない。でも、医師を募集するとか、お金をつけるとか、面倒くさかったんでしょう。厚労省も新型コロナ

＊1　経済学者の小林慶一郎さんや大竹文雄さん……小林慶一郎氏は東京財団政策研究所研究主幹。大竹文雄氏は大阪大学大学院経済学研究科教授。いずれも新型コロナウイルス感染症対策分科会メンバー。

の対応でキャパシティ超えですから。とりあえずは「国民は自粛」と言って、波風が立たずにコロナ禍が終わってくれればいいと思ったんでしょうね。

コロナ対策の責任者は厚労省「医務技監」

鳥集 しかし、結局、公立病院と一部の民間病院だけがコロナ対応に当たっていて、全病床の3%ほどしかコロナ用として稼働していないといわれています。

木村 厚労省がやりたくなかった理由の一つは、日本は公的医療機関がおよそ2割にすぎず、残り8割が民間だからです。厚労省が実際に司令を下せるのは、国立国際医療研究センターのような国立病院だけで、とても少ないんです。

感染症法(感染症の予防及び感染症の患者に対する医療に関する法律)と特措法(新型インフルエンザ等対策特別措置法)というのが、新興感染症が国内に入った場合の法律なんですが、その対策は地方が主体となって行うことになっています。ところが、地方自治体が権限を持っている公立病院もごくわずか。大学病院や日本赤十字社、済生会など大きな医療法人も含め、多くの病院に厚労省や地方自治体の権限は及ばないんです。

鳥集　たとえば今回だと、学長がコロナ患者の受け入れを拒否したとして問題になった旭川医科大学も国立ですが、大学なので主な管轄は文部科学省ですよね。

木村　そうです。だから厚労省だけに任せていたら、新型コロナ患者の受け入れはすぐにキャパ超えするんです。患者搬送に関しても、厚労省だけでできませんから、防衛省に自衛隊ヘリの出動を頼まなくてはいけません。新型コロナ専用病棟をつくる国有地が必要となれば国土交通省ですし、コロナの経済対策は経済産業省です。自分たちだけでできないことは、厚労省が各省庁に頼まなくてはいけない。

ところが、自分たちだけで抱え込んで、「せいいっぱいやってます」とアピールする。でも、国家の危機なんだから、キャパ超えだったら他の省庁に振るのは危機管理の前提です。それをやっていないという点で、厚労省の罪はものすごく大きい。

鳥集　厚労省だけでなく、司令塔となるべき政治家の責任も大きいのではないでしょうか。

木村　それももちろんあります。ただ監督官庁として、厚労省が頼まなかったら誰も頼めません。それが霞が関の原則なんです。基本は縦割りですから、主管官庁が頼まない限り、他省庁から「助けましょうか」と申し出ることは絶対にないと言ってよいでしょう。

鳥集　なぜ、厚労省は他省庁に協力を仰ぐことができないんでしょうか。

木村　自分たちのボロを外に見せたくないという虚勢があるのではないでしょうか。ボロが明るみになった場合、「誰が謝るのか」という責任問題になるから。

鳥集　「冬を見越してICUを確保しておくべきだった」と言われたときに、自分たちは責任を問われたくないという気持ちが強いということですね。

木村　そう。みんな無責任だから。厚労省に「医務技監[*2]」というポストができたんですが、ご存知ですか。コロナ禍になってからも、ほとんど表に出てきません。

鳥集　政府でコロナのことを担当しているのは尾身さんというイメージが強いです。

木村　尾身さんは政府の新型コロナウイルス感染症対策分科会の会長というだけで、行政のコロナ対策を動かす影響力はありますが、権限はありません。西浦さんと同じ一研究者です。厚労省の代弁はしているけど、責任は取らないですから。

鳥集　では、行政のコロナ対策の責任を取るべき立場の人というのは誰なんですか。

木村　それが医務技監なんです。海外だったらメディカルオフィサーという人が出てきますよね。だって、医師でないと医学的なことはわからないから。でも、日本では医系技官のトップである医務技監が何の情報発信もしない。何も責任を取ろうとしないんです。

お金の保障があれば民間病院も動く

鳥集　ということは、メディアはまず医務技監の責任を追及すべきだということで

＊2　医務技監……厚労省には国家公務員試験に合格した官僚の他に、医師免許や歯科医師免許を持つ「医系技官」と呼ばれる技術系行政官が所属しており、専門知識が必要な保健医療行政に携わっている。医務技監は2017年に新設された医系技官のトップで、官僚のトップである事務次官級のポストとされる。2021年2月現在の医務技監は福島靖正氏。

すね。

木村　そうです。だってほっかむりしてるんですから。

それから、日本医師会の責任も重大です。とにかくコロナを診る医師が足りません。よく、医学部を増設しなかったのが悪いと言う人がいますけど、今増設したって医学部を卒業するのに6年かかりますからね。6年待ってたら国が潰れてしまう。だったら、今医師をかき集めてくるしかない。

開業医をかき集めるには、お金が必要です。だって、コロナ病棟で働くには自分のクリニックや個人病院をお休みするしかありません。

いくら緊急事態だからと言って、ボランティアなんてことは絶対にできない。家族もいれば、従業員もいる。だから、「コロナ対応にお金をください。医師をかき集める努力をしますから」というのが、医師会の訴えるべきことなんです。政府は新年度の予算でコロナ対策の予備費にまた5兆円をつけるんですよ。このお金を使えないいんですか。使う努力をしないと。

鳥集　日本医師会の中川俊男会長や東京都医師会の尾﨑治夫会長の記者会見を見て

いると、「このままでは医療崩壊する」「国民は自粛せよ」「緊急事態宣言を延長せよ」、そんなことばかり言っていますよね。ヤフコメ（Ｙａｈｏｏ！　ニュースのコメント欄）を見ていると、医師会に怒っている人が結構います。

木村　私も怒ってますよ。年末年始の一連の記者会見を見て思ったこと言っていいですか。

「ふざけないでほしい！　医療現場は一所懸命頑張ってるのに、医師のイメージがめちゃくちゃ悪くなるじゃない！」

知り合いの医師たちも、みんな怒っています。

鳥集　民間病院がコロナの患者を引き受けない理由の一つとして、「赤字になるから」ということもよく言われます。

木村　新型コロナ患者を引き受けるには一般病棟を閉鎖してコロナ用に転換し、その分の定期手術を止めなくてはいけない。さらにそこに4倍の医療スタッフを充てなくてはいけません。ＥＣＭＯ（体外式膜型人工肺）をすることになれば、臨床工学技士もたくさん必要になります。これらにスタッフが取られるので、他の病気が診られなくなる可能性が高くなります。

それに、外来患者を減らさなくてはいけない。ひとたびクラスターでも発生すれば、社会的に叩かれる。経済的・社会的にものすごく負担を負うことになるから、引き受けたくないんです。診療報酬の加算や補助金はありますが、赤字が出たとしても、損失補償はしてくれません。

鳥集　財務省が損失補償をやりたがらないという記事を読んだこともあります。

木村　財務省はお金を使いたくないのではないでしょうか。しかし、それを出させるためにロビー活動をするのが医師会の役割ではないのでしょうか。

鳥集　ああいう医師会の会見を見ると、民間の医師たちは本音ではコロナから逃げたいと思っているのではないかと見えてしまう。民間病院に勤めている医師や開業医のみなさんは、もしお金の保障があるならコロナ病棟に集まってくれるのでしょうか。

木村　集まるのではないですか。スウェーデンの病院では、コロナ対応すると給料が倍出るんですよ。日本は民間がほとんどですから、3倍でも4倍でも出したらいいんです。

鳥集　お金を付けてＩＣＵに医師を集めても、人工呼吸器を扱える医師が少ないと言う人もいますよね。

木村　私だって気管挿管したのなんて、もう何十年も前ですが、なんにも知らない素人がやるよりはいい。それに何日かトレーニングすれば、なんとかできるようになるはずです。人工呼吸管理も必要だけれど、点滴管理とかいろんなことが必要で、それにはやっぱり医師の手が不可欠なんです。今は皮膚科をしていても、やってみたら皮膚科の先生のほうがうまいかもしれない。はっきり言って、感染症専門医が呼吸管理がうまいかといったら、そうではないですよ。

鳥集　集中治療専門医、救急専門医、麻酔科医、外科医たちのほうが得意でしょうね。いずれにせよ、いろんな言い訳が聞こえてくるけど、有事なんだから総動員体制でやれよということですね。

木村　やるしかないじゃないですか。第一線を退いている開業医だって、最初は新しい機械で戸惑うかもしれませんが、慣れてくると思います。

“医療崩壊”は日本医師会の責任

鳥集　それにしても、どうして中川会長や尾﨑会長は、あんなことしか言えないんでしょうか。医師会は開業医がメインの団体で、コロナを診ている人が少ないのに、「医療崩壊する」とばかり言うのはおかしいという意見もあります。

木村　中川会長が理事長の新さっぽろ脳神経外科病院だって、新型コロナ患者を引き受けてないですから。経済被害や風評被害があるというなら、職能団体として厚労省なり政治家に頼みに行けばいいじゃないですか。武見敬三さん[*3]みたいに、医師会を支持母体にしている議員もいるんですから。

鳥集　そもそも医療事故などの問題では、よく職能団体としての医師のオートノミー（自律性）が強調されていましたが、それが全然発揮されてないですね。

木村　医師会だけを見て医師の代表として見られているとしたら、医療従事者として腹が立ちますよ。とにかく、医療崩壊を起こさないようにやってもらわないと困るんです。残念ながら、あの人たちのおかげで国民がさらなる自粛を強いられたというのは事実です。挙句の果てに、高齢者のことを何も言わないのは本当におかしいです。

鳥集　そこもぜひおうかがいしたいところでした。国際医療福祉大学の高橋泰教授が、コロナの「7段階感染モデル」を唱えておられます。国民の98％にとっては風邪だけれども、要介護で寝たきりの人だとか、透析を受けているような人には非常に怖いウイルスであって、そういう人たちをいかに守るのかを考えるべきだと話していました。

木村　2020年2月にダイヤモンド・プリンセス号の騒ぎがあった頃まではしょうがないですが、3月頃には、新しいタイプの風邪だというのはわかっていました。新しいから流行りやすいし、流行れば重症者が一定程度出るのは目に見えている。そうなってくると高齢者が一番危ない。現実に、死亡者の平均年齢は79歳です。だ

＊3　武見敬三さん……自民党所属の参議院議員。厚生労働副大臣、参議院外交防衛委員長などを歴任。本人は医師ではないが、父は医療界で独裁的な権力を持ち「武見天皇」とまでいわれた日本医師会会長、世界医師会会長を歴任した故・武見太郎氏。厚生省とも対立して「ケンカ太郎」とも呼ばれた。

から、高齢者を集中して守るべきなんです。

ハーバード・メディカルスクールも、高齢者を守るために、当初から次のようなアドバイスをしています。

・家族以外との物理的接触は最小限にする。
・マスクをする。物理的な距離を置く。
・人と接するのは屋外にする。
・人が密集している屋内は避ける。
・頻繁に手を洗う。
・運動不足を防ぐため、長時間の散歩をしたり、外を走る。その際、家族以外の人とは1・8メートルの距離を置くようにする。
・マスクは感染が広がるのを最小限にする。
・マスクは物理的距離を置くことの代わりではなく、物理的距離を置くことに追加して行うべき。

・65歳以上は買い物を人に頼んで、買ったものを家の外に置いてもらう。

日本でも、こうしたことを高齢者向けに徹底して伝えるべきなんです。日本の65歳以上の半数は夫婦のみか独り暮らしですから、実行しやすいはずです。宅配サービスとかリモート診療の徹底をすることで犠牲は少なくなるし、医療崩壊も防ぐことができる。

日本医師会は、新型コロナウイルスはインフルエンザと違ってとても怖いウイルスだと言う一方で、高齢者はストレスがたまるから外に出たほうがいいと言うんです。まったく矛盾しています。なんでハイリスク者を外に出すのかというと、それは自分たちのクリニックに1カ月に一度、血圧の薬だけを取りに来るような高齢者がいなくなると経営が成り立たなくなるからではないかと疑います。

〝票田〟の高齢者には何も言えない政治家

鳥集　ただ、これだけは確認しておきたいんですが、高齢医療に携わる医師の方々が危惧していることの一つが、サルコペニア（筋肉減少症）やフレイル（心身の衰弱）です。ずっと自粛して外に出る機会が減ったために足腰が弱って、体力が衰えるとか、不安やうつに陥る人が増えていると警鐘を鳴らしています。

木村　人との物理的距離をとれば、散歩はいいんです。ただ、空気感染があるかもしれないから、室内に入るのは極力避けたほうがいいです。

鳥集　スーパーへ買い物に行くのはどうですか。医師のなかには、スーパーぐらいはいいだろうという方が多いです。

木村　スーパーはダメです。安全だというエビデンスがないから。しゃべらないで、外を散歩してください。そうすれば、サルコペニアは予防できます。コミュニケーションが途絶えることで、不安やうつが心配だというのであれば、スマホやSNSを誰かが教えてあげればいい。そういったサポートのアイデアだって、懸賞金を出して募ればいくらでも出てくるでしょう。あとは家の中にいるときに体力を落とさないような体操のやり方なんかを、教えるといいと思います。

鳥集　高齢者がどのレベルまで自粛すべきか、その線引きが医師によってちょっと違いますね。

木村　確固たるエビデンスとして今わかっているのは、人と接しないことです。エビデンスに基づいて対策するというのは重要なことだと思います。マスクをしていればオッケーなんていうことはないです。とにかく、家族以外の人と接しないことが重要です。

鳥集　いずれにせよ、高齢者や基礎疾患のある人などハイリスク者を集中して守るべきだという考え方に関しては、共通している人が多いと思います。しかし、政府からも医師会からも、そうしたリスクに応じた対策を取るべきだという声が聞こえてきませんね。

木村　高齢者が政治家にとって票田だからでしょうか。開業医にとってはお客様。だから、高齢者には何も言わず、若い人たちや飲食店の人たちに「自粛しろ」って言うんだと思います。

「失われた10年」が始まる

鳥集　米ハーバード大とスタンフォード大の感染症疫学の先生たちが出しているグレートバリントン宣言では、コロナは高齢者にとっては非常にリスクの高いウイルスだけれども、若い人にとっては1000分の1ぐらいのリスクしかない。なので、レストランや対面授業、スポーツは再開すべきである。ロックダウンは心身や経済に与える影響が大きいのですべきではない。むしろ高齢者対策を集中的に行うべきだと言っています。日本よりも数十倍も感染者や死亡者が多い米国でも、そのような宣言が出ているんです。

木村　若い人にとっては、新型コロナは交通事故より死亡率が低いですから。しかし、残念ながら今の日本の状況では、自粛を解いてしまうと医療崩壊を起こしかねない。アメリカのように公的な医療制度が充実していない国と違って、気軽に医療を利用できる日本は、国民が医療に最も依存している国です。医療が崩壊すると社会崩壊が起こってしまう。ですから今回は自粛しかなかったと思います。経済も冬眠状態に置くしかしょうがない。

でも、その間にやるべきことをやらないと。また感染が拡大しても対応できるように、緊急事態宣言の間に、医療体制の整備をしておくべきです。ワクチンに効果があればいいと私も願っていますよ。ただ使ってみたら、思ったより効果がなかったということもあり得ます。新型コロナに対応できる医療体制の整備は絶対にしておくべきです。

鳥集 確かに、ワクチンによって感染が終息するかどうかはまだわかりません。

木村 ワクチンが広く行き渡るまで時間がかかる、ワクチン製造国が出し惜しみをする、ワクチンの効果が落ちてくるなど、いろんな可能性があります。菅総理はワクチン接種が進めばコロナ禍が終息すると期待しているかもしれませんが、それがなし得なかった場合には大変なことになる。緊急事態宣言を何度も繰り返していたら、社会経済がボロボロになってしまう。ただでさえ、リーマン・ショック[*4]の時よりひどいといわれているんですから。

これから倒産が増えるでしょう。リモートワークがもてはやされていますが、中小企業だと在宅の人は簡単にクビを切られますからね。内部留保が多い大企業だって、だんだん苦しくなってくるはずです。厚労省が何も考えずに「65歳まで定年を延ばせ」と言ってるから、年配の人たちが居座って、若い人たちが会社に入れない。就職難にもなっていくでしょう。これから、「失われた10年」が続くんでしょうね。

誰も責任を取らないようになっている

鳥集　木村さんが1月5日のネット番組『ＡＢＥＭＡ Ｐｒｉｍｅ』で、「このままでは医療崩壊だけでなく、居酒屋崩壊だ」と話したのがネットニュースになって、大きな話題になりました。僕もそれを見て、本当にそのとおりだと思いました。

木村　つい言葉に出てしまいました。こんなことを繰り返したら、居酒屋崩壊、社会崩壊、国家崩壊だって起こる。今回を最後の緊急事態宣言にしないといけないです。

鳥集　経済が崩壊すると自殺者も増えます。ＧＯ ＴＯの中止や、飲食店の時短営業を求めた知事たちやコロナ分科会、日本医師会、東京都医師会は、自殺者が増えた責任を取ってくれるのでしょうか。

木村　取らないですよ。誰も責任を取らないようになっていますから。

鳥集　責任を取りたくないし、取らないためにも、経済困窮者や自殺者が増えることに、あえて触れないようにしているのではないかとさえ思えます。

木村　よくわからないですが、尾身さんにしても、厚労省にしても、医師会にしても職業があるわけだから、自分たちは実害を被らない。家族が就職できないとか、家族が自殺するとか、本当に自分の身に困難が降りかかるまで、彼らはわからないでしょう。

鳥集　日本人はおとなしいですが、外国だったら「就職難や自殺者が増えたのはお前らの責任だ」って、デモが起こる。そんなことがあってもおかしくないと僕は思います。

＊4　リーマン・ショック……2008年に米国の投資銀行リーマン・ブラザーズが経営破綻したのをきっかけに、世界的な金融危機が発生。株価が大暴落し、世界同時不況となった。日本でも経営状態の悪化する企業が増え、大学生も就職難の憂き目を見た。

木村　日本でも治安は確実に悪くなるでしょう。検事の知り合いが、社会不安と犯罪数は比例しているので、すごく不安だと言っていました。それは本当にそうだと思います。

鳥集　仕事がないから強盗でもするしかないと追い詰められる人も出てくるでしょう。

木村　自分は30年若かったら、「自分の青春を返せ」って言いますよ。60年代の安保闘争の時と同じように。

鳥集　本当に、大学生は自由や青春を謳歌できない状態に追い込まれてかわいそうです。

ところで、第三波が1月8日ごろにピークアウトして、陽性者数が目に見えて減っていきました。コロナに季節性があるのなら、暖かくなれば、感染も落ち着いてくるでしょうか。

木村　落ち着いてくると思いますよ。でも、ワクチンが完璧に効いて、秋までに十分に接種が行き渡ればよいですが。そうでないと、また同じことを繰り返すと思います。

感染症の原則があって、大きな波が来た後の次の波は小さいんです。大きなくくりで言えば、今はまだどの国も一波目ですから、これが小さければ小さいほど、ダラダラダラダラ続く。だからニューヨークとかロンドンのように、東アジアより感染者が多い国や地域のほうが早く終息すると思います。

鳥集　それは集団免疫と関係しているということですか。

木村　新型コロナの集団免疫も永久には持続しないでしょうけれど、一定期間は継続すると考えられます。

鳥集　「ゼロコロナを目指す」と言っている人たちもいますね。

木村　ゼロコロナは無理でしょう。風邪を根絶するなど無茶な話です。また変異種が出てくるでしょうし。

鳥集　今のワクチンが変異種に効かない可能性もあり得る。あるいは、効かないものが蔓延していくということもあり得るということですね。

木村　だって変異というのは、ウイルスが自分たちを守るために起こるんです。

「国防」としてのワクチン対策

鳥集　ワクチンのことも掘り下げてうかがいたいのですが、日本は欧米に比べると感染者も死亡者も少ないです。ワクチンで個人が得られるメリットは小さい一方で、1年足らずのうちに開発されたので、安全性についてはわからないことも多い。ですから、日本ではそんなに慌てて打たなくていいんだという意見もあります。木村さんはそれでもワクチンを打ったほうがいいと思いますか。

木村　ワクチンは打ったほうがいいと思います。感染のリスクを減らせるんだったら、打ったほうがいい。ただ、一つ誤解しないでいただきたいのは、このワクチンは残念ながら自分がかからないことはある程度期待できるけれど、他の人にうつさないかどうかはまだわかりません。だから、ワクチンを打ったとしても、手洗い、マスク、ソーシャルディスタンスなど、これまでやってきた感染予防は続けなければいけない。とくに新型コロナ対応の医療従事者や高齢者は確実に打つべきだと思います。

鳥集　短期的な安全性はこれからある程度見えてくると思うんですが、長期的には何年か経ってみないとわかりませんよね。そこに木村さんは怖さを感じないんですか。

木村　ワクチンの安全性は人に打ってみるしかわかりません。ですから、接種を進めるしかありません。それに今後、コロナに限らず様々なウイルスが入ってきます。はっきり言って今回のワクチンは、「危機管理ワクチン」なんです。しのぎを削って各国が研究したから、こんなに早くできたんです。

でも、日本は大きく遅れを取り、中国にも負けました。また仮に日本が危機管理ワクチンを開発しても、その有効性を確かめる大規模な臨床試験を行える土台を持っていない。これは大きな問題だと思います。ファイザーはイタリアに対して、「十分な供給量を提供できないかも」と言っていました。日本に対しても「予定どおりの供給はちょっと無理かも」と言われる可能性がないとは言えない。

鳥集　ワクチン製造国からすると、感染者が少ない日本の優先順位は低いですしね。

木村　そうです。「供給できない」と言われたら、日本はもっとお金をつぎ込むしかない。実際に、世界で一番ワクチン接種が進んでいるイスラエルは、ファイザーのワクチンを2倍のお金を払って仕入れました。彼らはワクチンを確保するために、見返りとして何をしたかご存知ですか。

鳥集　知らないです。

木村　おそらくは、接種者のデータでしょう。ワクチン接種後にどれだけ感染したか。どういう人や臓器に副反応が出たか。こうしたデータは次のワクチン開発のための「お金」なんです。イスラエルはそれを「お金」として売ることで、優先供給を受けたのではないかと推察します。

鳥集　賢いですね。

木村　それが正しいとしたら、危機管理として当然だと思います。日本はワクチンの有効性を確かめる大規模な臨床試験をやったことがありません。すなわち包括的なデータが取れないということです。65歳未満はまだ接種までに時間があるので、打つ人と打たない集団に分けて、RCT（ランダム化比較試験[*5]）ができないものだろうかと思います。これが大規模な集団を用いたワクチン効果判定をする、最初で最後のチャンスと考えます。また、大規模集団に速やかに接種をし終えるということは、きわめて重要です。今後別の感染症の危機が来て、国民全体にワクチンを打たなくてはならない時が来る可能性があるからです。

鳥集　その予行演習ということですね。

木村　かつてアメリカは天然痘テロに備えて全人口分のワクチンを備蓄し、国民に打たそうとしたことがあったんです。途中で副反応が強すぎて中断したんですが、

＊5　ＲＣＴ（ランダム化比較試験）……薬、ワクチン、手術などの有効性を調べる臨床試験の方法。ワクチンの有効性を調べる場合、被験者を実物のワクチンを接種する群と偽物のワクチン（生理食塩水など）を接種する群に無作為に割り付け、一定期間後に両群の感染率を比較。その感染率の差が有効率となる。両群の被験者をくじ引きのような方法で無作為に選ぶことで、両群の属性（年齢、性別、健康状態など）を偏りなく分けることができる。そのため、臨床試験の方法としては医学的に最も信頼性が高いとされている。接種する医療者も接種される被験者も、誰が実物を接種されたかわからないように行う「二重盲検法」で行うと、より信頼性が高くなる。また、信頼できる結果を出すには数百人規模以上の被験者が必要だが、とくに新型コロナのように感染率が低い感染症のワクチンの場合は、数万人規模以上の被験者が必要となる。

日本の国民はアメリカに比べて、そうしたワクチンについてのリテラシーが低いし、おそらく国も考えたことがない。でも、致死率の高いウイルスの蔓延が起こったときには大変なことになる。そのときのための予行演習として、今回の大規模集団へのワクチン接種も確実にしておくべきなんです。

鳥集　私が少し前に取材したウイルス学の研究者も、ワクチンは国防なんだと話していました。

木村　そうです。もちろん国防です。だって、世界では「ヘルスセキュリティ」という言葉が使われているんですよ。「ホームセキュリティ」と同じで、家の鍵を開けといても誰も入らないんだったら、セキュリティなんて言葉は使いません。バイオテロが起こる可能性があるからセキュリティという言葉を使っているんです。そのバイオテロに最初に襲われそうになった国って、どこだか知っていますか。

鳥集　どこでしょうか。

木村　日本です。オウム真理教。最終的にはボツリヌス菌のテロを計画して、成功しなかったけれど、それが明るみになって世界を震撼《しんかん》させたんです。病原体は「貧者の兵器」といわれるんですが、オウム真理教はボツリヌス菌などをキッチンで培養していたんです。しかし、その当の日本は、そんな経験があるにもかかわらず、ワクチンの開発やRCTによる効果判定などを考えると、かなり後進国です。

鳥集　なるほど。だから本来は海外メーカーから買うのではなくて、日本で早急に開発できる体制をつくっておくべきだということですね。

木村　ワクチンは自前で開発・供給できなければいけないと思います。繰り返しますが、ワクチン開発に不可欠なヒトを対象とした大規模臨床試験の体制もきちんと整っていない。これも早急に整備しておくべきです。海外製薬会社のフェーズⅢ臨床試験（安全性と有効性を検証する最終の三段階目の試験）を見ると、ファイザー約4万3000人、モデルナ約3万人、アストラゼネカ約2万3000人ですが、日本の場合は何百という規模です。これでは有効判定が十分とは言えない数です。

東京五輪とワクチン

鳥集　政府がワクチン接種を進めたい大きな理由の一つは、やはり東京オリンピック・パラリンピックではないかと思います。高齢者対象の接種が4月にも始まる予定ですが、五輪が開催される7月までにどれだけの人に打てるんでしょうか。

木村　私は新型コロナ対応の医療者と高齢者に的を絞るべきだと思います。重症化しやすい高齢者が3400万人以上いるのに、今のようなかかりつけ医に打たせるというのでは、今年秋までに間に合うかわかりません。間に合わないと、緊急事態宣言が繰り返される可能性があります。アメリカの一部では、メディカルスクール[*6]の医学生たちに、ボランティアで医療従事者のワクチン接種に当たらせています。医学生たちに何のメリットがあるかというと、自分もワクチンを優先的に打ってもらえる。これぐらいのやり方をしないと、ワクチン接種は進みません。

鳥集　WHO（世界保健機関）は高齢者や医療従事者の接種を優先すべきで、五輪の選手には接種を前提としなくていいと言っています。これについてはいかがですか。

木村　オリンピック選手は一般的に若いので優先順位は低いと思います。しかし国民の意思によるところがあるので何とも言えません。私自身は、新型コロナに対応する医療従事者とハイリスクの高齢者や基礎疾患のある人を優先して、新型コロナ患者に対応しない医療従事者は、その次でいいと思います。

鳥集 オリンピックを開催した場合、観客を入れるのか、無観客にするのかという問題もあります。

木村 それは医療キャパシティがどれだけ上がっているかによります。観客を入れたら、一定数コロナ患者が出るでしょう。でも、感染が拡大しても受け入れられる医療体制が整っていれば、医療崩壊を起こさずにすみます。安心してコロナにかかれる状況にあるのかないのか。すべてはここにかかっていると思います。

＊6 メディカルスクール……医科大学院。アメリカは、医学部6年制をとる日本と違って、4年間の医科大学を卒業した後に、さらに4年間のメディカルスクールで学んで、初めて医師免許を取得することができる。大学新卒者だけでなく、社会人を経験してからメディカルスクールに入る人も多い。

安心してコロナにかかれる社会

鳥集　新型コロナを結核やSARSなど2類相当の指定感染症から、インフルエンザ並みの5類に格下げすべきだという意見もありますが、これについてはいかがですか。

木村　指定感染症から外すべきだと思います。病状が改善しても、2類相当だということで受け入れ先がないから転院できない。それでコロナ病床に重症者がたまって、医療逼迫の一因になっている。この指定の変更も感染者が少ない平時のうちにやっておくべきでした。それが全部、後手後手になってしまっている。医療崩壊が加速した一因とも言えます。

鳥集　厚労省が5類よりも2類にしておいたほうが、医療側に対するコントロールを利かせやすいから、そのままにしているんだという話も聞いたことがあります。

木村　それはわかりません。でも、発症から10日過ぎれば、人にうつすことはほとんどないことがわかっています。ですから、普通の病院に移していいんですよ。それなのになんで、2類相当にしておく必要があるのかと思います。

鳥集　医師のなかにも「2類はもうやめろ」と言う人が多いですよね。医療崩壊を言うのであれば、日本医師会や東京都医師会が政府に強くそれを迫ればいいと思うのですが。

木村　そうですよね。常識的な頭を持っていたら、そうしますよね。謎です。

鳥集　いずれにせよ、このコロナ騒ぎを収拾するには、国民に意識を変えてもらわなければいけません。コロナを過剰に怖がっている人たちもいるし、自粛警察のような人たちもいます。そういう意識を変えるには、何が必要だと思いますか。

木村　繰り返しになりますが、私はやはり医療キャパシティを上げることだと思います。安心してコロナにかかれるようになれば、いたずらに不安になる必要はなくなる。でも、人の意識は簡単には変えられないです。がんが怖いと思っている人に、「がんは怖くないよ」と言ったって無理だし、インフルエンザで家族を亡くしたことがある人に、「インフルエンザは怖くない」と言ったって、反発されるだけです。だからこそ私は「安心してコロナにかかれる」、そんな社会をつくることしかないと思うんです。

鳥集　テレビの影響も大きいですよね。「コロナは怖い」「医療が逼迫している」「若者は自粛せよ」と一方的な意見ばかりで、多様な意見や反対意見が報道されないことは問題だと感じています。医師のなかには、テレビの朝のワイドショーがコロナの恐怖を煽ったがために、いたずらに不安がる人が増えたと批判する人がたくさんいます。いわゆる「インフォデミック」です。

知識の蓄積に応じ、柔軟に対策を変えていくのが「危機管理」

木村　インフォデミックはどこでも起こるんです。私の恩師はD・A・ヘンダーソンというコリン・パウエルが国務長官だった時の米国保健省トップだった人なんですが、その恩師が2001年に「ダーク・ウインター」という、アルカイダの工作員が天然痘ウイルスをばらまくというバイオテロを想定した軍事演習を指揮しました。

この演習をモデルに『コンテイジョン』[*7]という映画が作られたんですが、テレビのアナウンサーが「今日何人死んだ」と伝えていくだけで、みんながパニックになっていく。レンギョウというハーブが特効薬だというデマが流れて、みんながそれに殺到し、政治がらみになって、それに巻き込まれた人が命を落とす。これと同じようなことが、まさに今起こっているわけです。

鳥集　コロナを予言したような映画ですね。

木村　これを統制しなさいと言ったときに、あの人が悪いとか、この人が悪いとか言ってもしょうがなくて、正しい情報を伝えていく以外にはないわけです。正しい情報を伝えれば伝えるほど、そこに同調する人も増えていく。ガンディーの塩の行進[*8]みたいなもんですよ。正しい意見を唱えることによって、信者が徐々に増えてい

＊7　『コンテイジョン』……2011年のアメリカ映画。スティーヴン・ソダーバーグ監督。致死率の高い感染症が蔓延し、政府や研究者たちがウイルスの封じ込めやワクチン開発に奮闘する一方で、犯罪が横行するなどパニックが生じ、社会が混乱する様子を描く。

＊8　ガンディーの塩の行進……1930年、イギリス植民地政府の塩の専売に反対して、マハトマ・ガンディーと支持者たちが約386㎞を行進した抗議活動のこと。インド独立運動の大きな契機となった。

く。

鳥集　しかし、その正しい意見とは何なのかということになります。

木村　エビデンスに基づいたものしかないです。たとえばエビデンスに基づけば、マスクは感染予防効果があまりないだろうといわれています。でも、効果ありというエビデンスが出たら、その認識は変えなくてはいけない。新たな研究結果が出ることで、エビデンスは変わっていきますから。EBM（科学的根拠に基づいた医療）というのは、固定した概念じゃなくて、その時に、正しいと思われる科学的根拠に基づいて行動するということです。また、今正しいと思われていても、将来間違えと証明されることもあるわけで、その時は、速やかに改める柔軟性が必要になります。

感染症対策もヒトを対象に行った臨床研究に基づく信頼性の高い学術論文に応じて取捨選択しないと、振り返って検証するときに、どういう基準で行われてきたのかわからなくなる。だからこそ、エビデンスに基づいた対策をするのが一番だと私は思っています。

鳥集　医学的にはそれがすごく正しいことだと思います。ただ、国の対策としてみたときに、エビデンスに基づいてコロナの感染者を徹底的に減らそうとすると、それが成功したとしても、経済的ダメージや自殺の増加によって、甚大な副作用が出るおそれがあります。

木村　そうです。それも何年かしないとわかりません。感染症対策には徹底的に抑え込み続ける方法と、今みたいに感染状況に応じて緩和したり抑え込んだりする「ハンマー＆ダンス」という方法、それからスウェーデンが途中までやっていた、高齢者以外は自由にして早期に集団免疫の成立を目指す方法があります。最終的にどれが正しいかはわからない。

今はハンマー＆ダンスが一番いいと言われていますが、私は個人的にはスウェーデンが一番成功した国になる可能性もあると思っています。でも、おっしゃるように流行が終わった後、総死亡数とか、経済成長率とか、人の幸福度とか、それらをすべて分析してみないと、どれが正しかったかはわかりません。

鳥集　ＧＯ ＴＯの中止にしても、緊急事態宣言にしても、それによって被る副作用と比較して、本当に効果があったと言えるのか、ぜひ検証してほしいですね。

木村　そうです。検証して、誤っているところを正す勇気も必要です。新型コロナがどんな感染症なのか、わかっていた人は一人もいませんでした。それが少しずつわかってきた。知識の蓄積に応じて、柔軟に対策を変えていくのが「危機管理」なんですから。

きむら・もりよ●医師、作家。筑波大学医学専門学群卒業。米ジョンズ・ホプキンス大学公衆衛生大学院疫学部修士課程修了。同大学でデルタオメガスカラーシップを受賞。米国ＣＤＣ（疾病予防管理センター）プロジェクトコーディネーター、財団法人結核予防会、厚生労働省医系技官を経て、パブリックヘルス協議会理事長。専門は感染症疫学。著書に『厚生労働省崩壊　「天然痘テロ」に日本が襲われる日』（講談社）、『厚労省と新型インフルエンザ』（講談社現代新書）、『辞めたいと思っているあなたへ』（ＰＨＰ研究所）。最新刊『新型コロナ、本当のところどれだけ問題なのか』（飛鳥新社）がベストセラーに。

あとがき

2021年1月7日、1都3県（埼玉県、千葉県、東京都、神奈川県）に2度目の緊急事態宣言が発出された翌日から、新型コロナウイルスの陽性者数は減少していった。第三波のピークとなった7日の東京都の陽性者数は、過去最高の2520人を数えた。それが2月26日現在270人と、およそ9分の1となった。自粛派の人たちは、「緊急事態宣言の効果だ」と言うだろう。

だが、果たしてそうだろうか。疑問に思っている人も多いはずだ。なぜなら、反証になりそうな事実をいくつか挙げることができるからだ。

第一に、陽性者数が宣言直後からピークアウトしていったことだ。新型コロナウイルスは感染から発症まで5日ほどかかり、さらに検査結果が出るまで数日必要だ。もし宣言の効果であれば1〜2週間後に減少し始めるはずだが、宣言直後にピーク

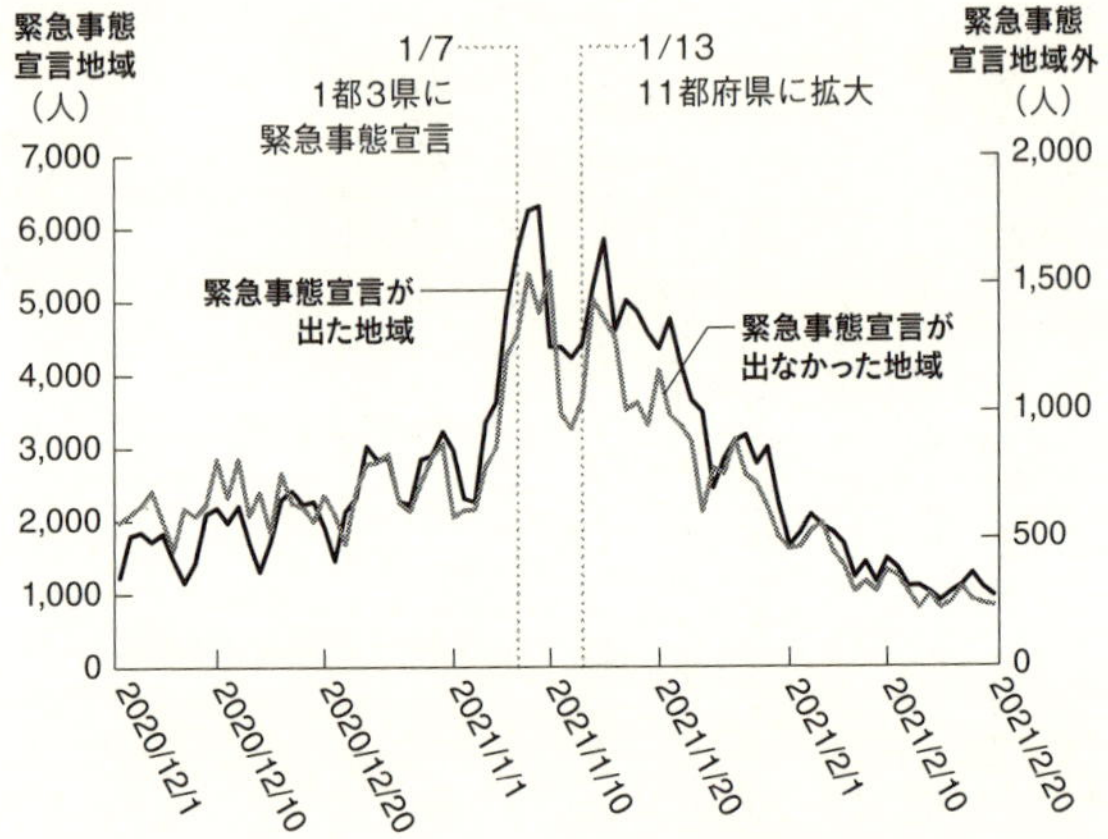

【図1】緊急事態宣言地域とそれ以外の地域の陽性者数の推移

グラフは『東洋経済オンライン「新型コロナウイルス 国内感染の状況」』の都道府県別陽性者数から独自に作成

アウトしたということは、その前から感染が減り始めていたということだ。

第二に、緊急事態宣言の区域とそれ以外で第三波の陽性者数の推移を比べてみると、いずれも同時期にピークアウトし、同じような山を描きながら減少していることだ（図1）。宣言区域外でも飲食店の時短要請を出している自治体が多いので、その効果はあるかもしれないが、宣言の有無で傾向に違いがないのは歴然だ。

第三に、陽性者数の増減と人出

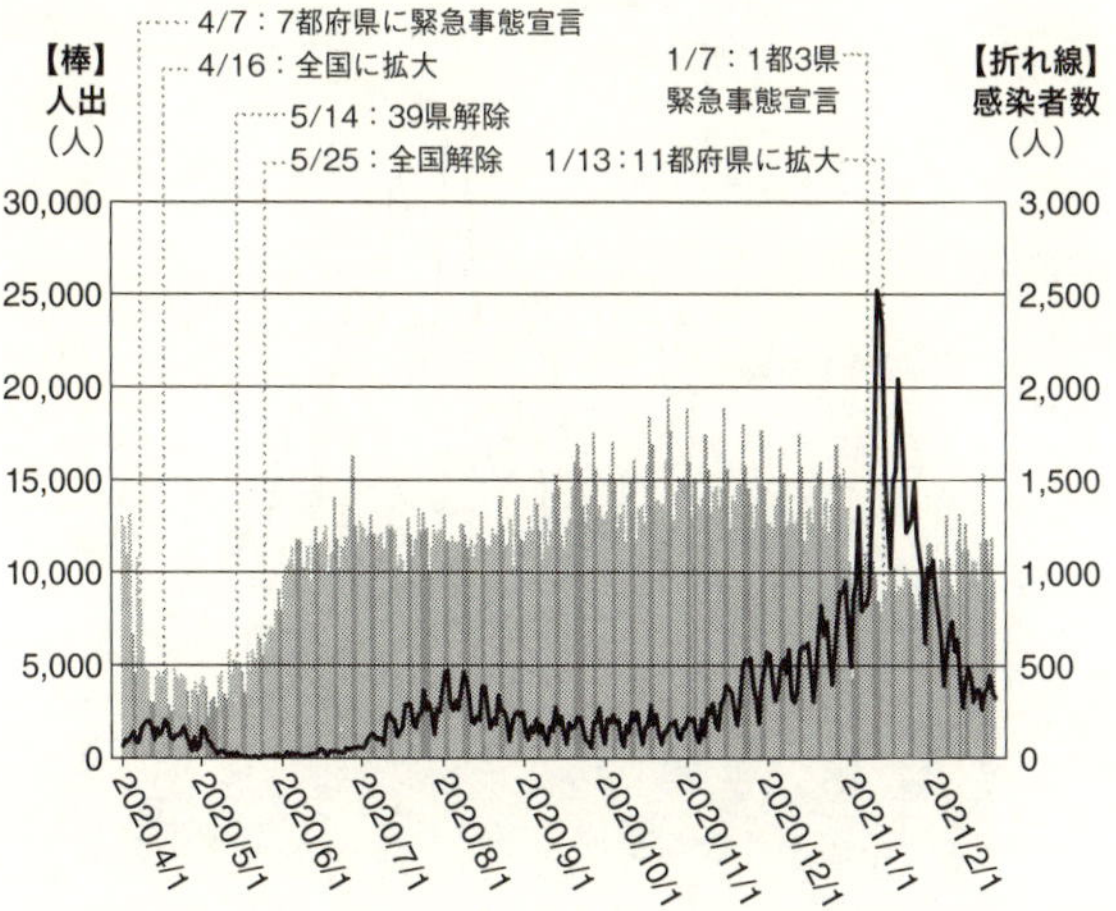

【図2】渋谷センター街の人出と東京都の感染者数

出典：人出データ＝株式会社Agoop、感染者数データ＝NHKまとめ

の多さとが相関しているようにみえないことだ。図2のグラフは、昨年（2020年）4月から今年2月末にかけての都内の陽性者数（折れ線）と、渋谷センター街の人出のデータ（棒グラフ）を一つにまとめたものだ。1回目の宣言解除後、人出は急増して高い水準のまま推移したが、陽性者数は11月半ばまで500人を超えなかった。また、2回目の宣言期間の人出は減ったとはいえ、1回目の期間に比べると2倍も多いうえに、2月頃からはむしろ増えている。

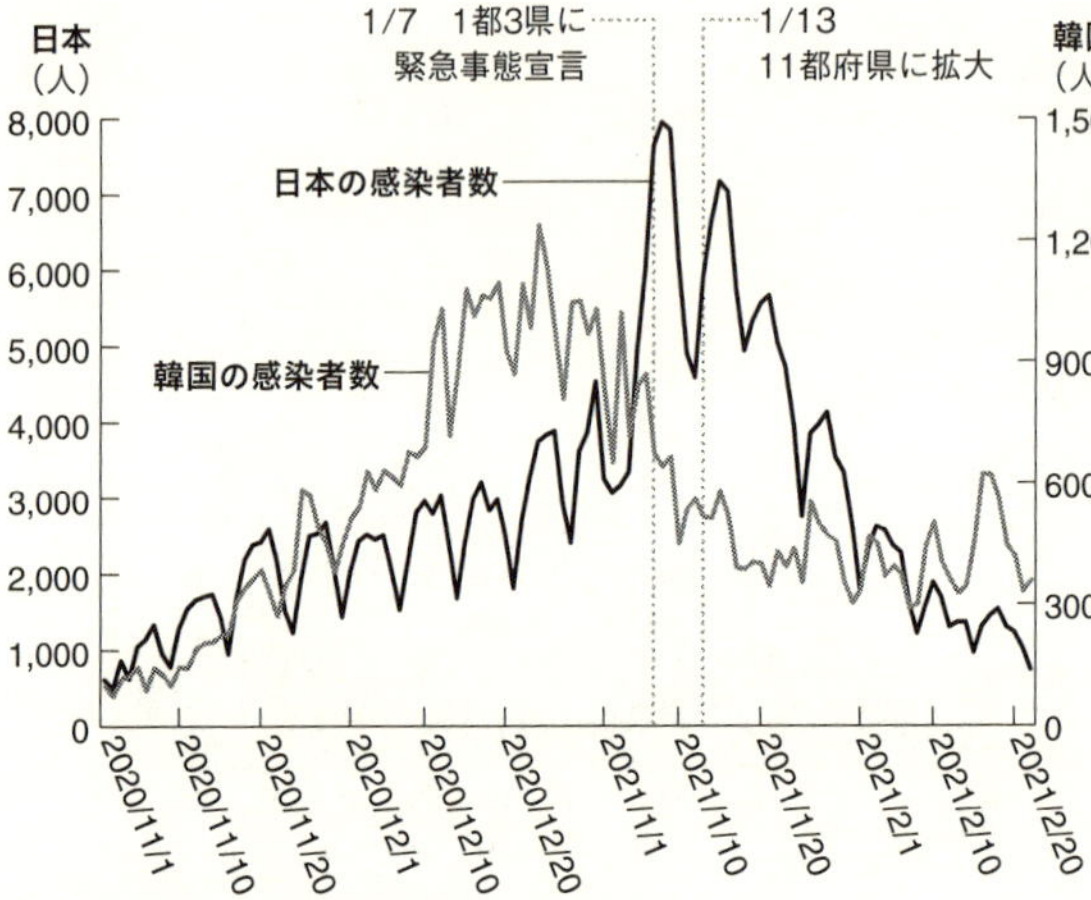

【図3】韓国と日本の感染者数の推移

出典：NHKまとめ

にもかかわらず、陽性者数の減少傾向に大きな変化はなかった。

第四に、北半球ではほとんどの国で、寒くなって陽性者数のピークを迎えた後、減少に転じていることだ。たとえば隣の韓国の陽性者数を見てみると、クリスマスの頃にピークを迎えた後、やはり日本と同じように減少している（図3）。韓国はワクチン接種が進んでいないので、少なくともその効果ではない。

こうした事実から言えそうなのは、やはり第三波は寒さの影響が一番大きく、増えたのも減ったのも、自然現象だったのではないかということだ。これは「寒くなると風邪の人が増え、寒さが緩むと減っていく」という生活実感とも合っている。

一方で、この1年で日本の経済は確実に悪化した。今年2月15日の内閣府の発表によると、2020年のGDP(国内総生産)は通年でマイナス4・8%と、リーマン・ショックの影響で5・7%減った09年に次ぐ過去2番目の下げ幅となった。

完全失業率は前年の2・4%から2・8%に上昇。完全失業者数は194万人と前年同月に比べ49万人増え、11カ月連続の増加となった。厚生労働省の調べによると、2月26日集計で新型コロナの影響で解雇や雇止めされた人は見込みも含めて累計9万185人。業種別に見ると製造業(1万9677人)、飲食業(1万1974人)、小売業(1万1720人)、宿泊業(1万860人)の順に多かった。

飲食店の苦境ばかりが伝えられるが、観光業の落ち込みも相当だ。観光庁の2月12日の発表によると、昨年12月の主要旅行業者の総取り扱い額は、前年同月比35・4%だった。とくに海外旅行の落ち込みがひどく、前年同月比でわずか3・3%。

事業廃止した旅行業者は昨年4月から今年2月までの11カ月間で、589社にも及んだという（ウイングトラベル「旅行業の事業廃止、2月の官報掲載は59社」2021年2月24日）。

コロナ自粛の影響を受けている業種は他もある。経済産業省の調査によると、昨年12月の売上高は、遊園地・テーマパークが前年同月比50・6％減。結婚式場業（43・8％減）、ボウリング場（38・7％減）、フィットネスクラブ（27・9％減）、外国語会話教室（22・6％減）なども大きく落ち込んだ。

経済悪化のあおりを受けているのは、働き盛りの人だけではない。文部科学省の調査によると、コロナ自粛による影響で昨年4月から12月までに全国の大学・短大を中途退学または休学した学生はおよそ5800人に及んでいる。授業料の納付猶予、減額、免除などの措置や、低所得世帯対象の奨学金利用などでしのいでいる学生が増えており、来年度以降、中退や休学する学生がさらに増えると心配されている。

そして、10年連続で減少していた自殺者数が昨年は増加に転じた。2020年の速報値は2万919人で、前年より750人増えた。男性は減少したが、女性が

885人増加。また、20歳代（17％増）、19歳以下の未成年（14％増）の増加率が高く、小中高生の自殺者が440人と、統計のある1980年以降で最多となった。

マスメディアは、コロナ感染者の「後遺症」は伝えても、コロナ自粛による「副作用」はあまり伝えたがらない。だが、過剰な自粛によって、職業や生活、生きがい、そして命まで奪われている人たちがいることに、改めて思いを寄せるべきだ。GOTOの停止や飲食店の時短要請、緊急事態宣言といった政策に、国民に負わせた犠牲に見合う効果があったのか。政府、自治体、医師会、感染症の専門家などとは利害関係のない第三者の科学者の手で、ぜひ厳しく検証してもらいたい。

この4月から高齢者に接種が始まるワクチンのことも言っておきたい。今回のワクチンの安全性や有効性は、まだわからないことが多い。とくに年単位の長期的な安全性について知っている人は、世界中に誰一人としていない。それを慎重に見極めるべきと言うのは、科学者としてむしろ当然の態度だ。

にもかかわらず、著名な感染症専門医たちが、「私達は受けます」と顔写真の並んだポスターを作製し、「接種を前向きに考えてほしい」と呼びかけていることに愕然《がくぜん》とした。

専門家が「効果が高い」「副作用が少ない」などと言っていた医薬品が、後になって「薬害」を引き起こした事例は過去にいくつもある。新しい医薬品の真の安全性や有効性は、実際にたくさんの人に使われ、長期間調査しなければわからない。むやみに期待を煽ったり、安全性を軽んじたりしない。それこそが薬害の教訓ではないか。

にもかかわらず、専門家やマスメディアが、また同じことを繰り返している。それどころか、海外の副反応のデータや事例を報道すると「ワクチンの不安を煽るな」と専門家が非難する。そのせいかマスメディアもワクチンのネガティブな報道に及び腰になっている。だが、自分たちに都合の悪い情報を極力隠そうとする姿勢こそ、専門家の信頼を損なうものだ。専門家にはワクチン接種へむやみに誘導したり、懐疑的な人を攻撃したりすることはやめてもらいたい。

それに、今回のワクチン接種は義務ではない。昨年12月2日に改正された予防接種法には、次のような附帯決議がされている。

「新型コロナウイルスワクチンの接種の判断が適切になされるよう、ワクチンの安全性及び有効性、接種した場合のリスクとベネフィットその他の接種の判断に必要な情報を迅速かつ的確に公表するとともに、接種するかしないかは国民自らの意思に委ねられるものであることを周知すること」

ポジティブなデータもネガティブな事例も包み隠さず国民に伝え、それでも打ちたい人は打てばいいし、打ちたくない人は打たなくていい。とくにローリスクの人たちにとって、新型コロナは命を脅かすような感染症ではない。打ちたい人の希望だけでなく、打ちたくない人の権利も守るべきなのだ。

なぜこんなことを書くかというと、社会がワクチンに過度な期待を持ってしまうと、非接種者への差別、いじめ、不利益な扱いが起こりかねないからだ。もうすでに、接種が進んだイスラエルなど海外では、接種証明書がないと施設に入れないとか、入国させないといった動きが出ている。日本でも大学に入れない、大企業に就職できない、病院に勤められないといった差別が起こらないとも限らない。

だが、予防接種法の附帯決議には次のことも書かれている。

「新型コロナウイルスワクチンを接種していない者に対して、差別、いじめ、職場や学校等における不利益取扱い等は決して許されるものではないことを広報等により周知徹底するなど必要な対応を行うこと」

ぜひ多くの国民に、今一度、この事実を確認しておいてもらいたい。

私は「ゼロコロナ」という「理想」を頭から否定するつもりはない。だが、それによって多くの人たちの生活や命が損なわれ、差別やいじめを生むのなら、本末転倒だ。どんな対策を打つにせよ、もう二度と国民に犠牲を強いてはならない。

そのためにも、コロナ患者が増えても耐えられる医療体制の拡充や、医療制度の改善を最優先にしてほしい。政府、厚労省、自治体、医師会が、それをきちんとやっているのか、マスメディアはしっかり監視すべきだ。

それにもう人々は、それぞれが感染対策を十分に行っている。また感染者や死亡者が増えてくれれば、自主的に予防のレベルを上げるだろう。日本は欧米に比べ犠牲をかなり抑えているのだから、政府は国民の自主性や自律性を信じるべきだ。マスメディアも、大学、イベント、病院、施設等でクラスターが発生したからといって、騒ぐのはもうやめるべきだ。コロナにかかったからといって、後ろ指をさされる筋合はない。もはや誰がどこでかかっても、不思議ではないのだから。

本書のインタビューは2021年1月10日から同月27日までの短期間で行われた。急な依頼にもかかわらず、快く取材を受けてくださった7人の医師の方々に、改めて深く感謝申し上げる。

また、宝島社書籍局第三編集部編集長の宮川亨さんが声をかけてくれなければ、本書は実現しなかった。2月中に原稿を書き上げ、3月初頭に校了するというタイトなスケジュールにもかかわらず緊急出版を実現できたのは、宮川さんはじめ編集スタッフのおかげだ。一人でも多くの人に本書が届くことを願っている。

鳥集　徹

鳥集 徹（とりだまり・とおる）

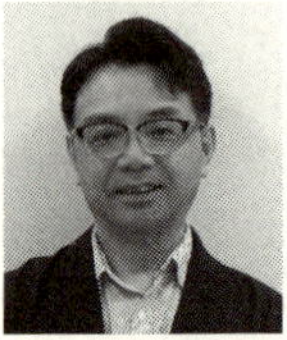

1966年、兵庫県生まれ。同志社大学文学部社会学科新聞学専攻卒。同大学院文学研究科修士課程修了。会社員・出版社勤務等を経て、2004年から医療問題を中心にジャーナリストとして活動。タミフル寄附金問題やインプラント使い回し疑惑等でスクープを発表してきた。『週刊文春』『文藝春秋』等に記事を寄稿している。15年に著書『新薬の罠　子宮頸がん、認知症…10兆円の闇』（文藝春秋）で、第4回日本医学ジャーナリスト協会賞大賞を受賞。他の著書に『がん検診を信じるな～「早期発見・早期治療」のウソ』（宝島社新書）、『医学部』（文春新書）、『東大医学部』（和田秀樹氏と共著、ブックマン社）などがある。

宝島社新書

コロナ自粛の大罪

（ころなじしゅくのたいざい）

2021年4月 2 日　第1刷発行
2021年6月28日　第5刷発行

著　者　鳥集 徹
発行人　蓮見清一
発行所　株式会社　宝島社
〒102-8388 東京都千代田区一番町25番地
電話：営業　03(3234)4621
　　　編集　03(3239)0646
https://tkj.jp
印刷・製本：中央精版印刷株式会社

ISBN 978-4-299-01488-7